医学博士
久保 隆之

輝く美しさを手に入れる

魅せる綺麗ボディのつくりかた

はじめに

職業柄とでもいうのでしょうか、街中を歩いているときも、レストランでの食事中も、ついつい人の姿を観察してしまいます。もちろん、チェックするのは顔だけではありません。歩き方や、姿勢、身のこなし方などの立ち居振る舞いのすべてです。

人の美しさ、若々しさは、単に目鼻立ちだけでなく、身体のライン、その動き、肌のハリやつや、そうしたものが一体となってかもし出されるものだと思います。

だから、そんな魅力にあふれた人を見かけると、つい観察してしまう。それは、美容外科医として、大いに刺激を受けるからなのです。

私の仕事は、クリニックを訪れる方すべてが、自然な美しさを獲得し、若さを取りもどすためのお手伝いをすることです。その中でもとくに悩みの多い目元のクマ・たるみや頬のたるみの解消については、1回の手術でその根本的な原因を取り除く、オリジナルの美容外科技術を用いてこれまでに多くの方々を治療し、その悩みから解放してきました。

悩みやコンプレックスの原因を取り除くことで、体内のホルモンバランスにいい刺激を与え、内側からさらなる美しさを引き出します。

患者さんたちが一日一日美しく変化していく姿を見ることは、医師として実に嬉しいものです。

けれども、美しさや若々しさを印象づけるのは、全身から放たれる輝きです。顔だけでなく、身体全体からハツラツとしたイメージが感じられなければ、本当の意味での「美しさ」とは言えないのではないでしょうか。

そこで、本当の美しさ「綺麗ボディづくり」の提案をするのが本書です。目指すのは決して「やせる」ことだけではなく、肉体そのものが内側から元気になり、自分にふさわしいバランスのとれた「綺麗ボディづくり」です。

そのためにも、食事や睡眠などの生活習慣の見直しや運動などをアドバイスすることで、真の若々しさや魅力を実現させていただくことが、美しさをプロデュースする美容外科医としての私の使命だと考えます。

若さが放つ美しさをより輝かせるために、また熟年期を迎えた方には、歳を重ねてもますます魅力的であるために、あなたも〝綺麗ボディ〟を目指しませんか?

2016年　冬

久保隆之

もくじ

第2章 Dr.CUVOが教える「綺麗ボディ」のつくりかた

第1章

美しさ、若々しさはボディで決まる

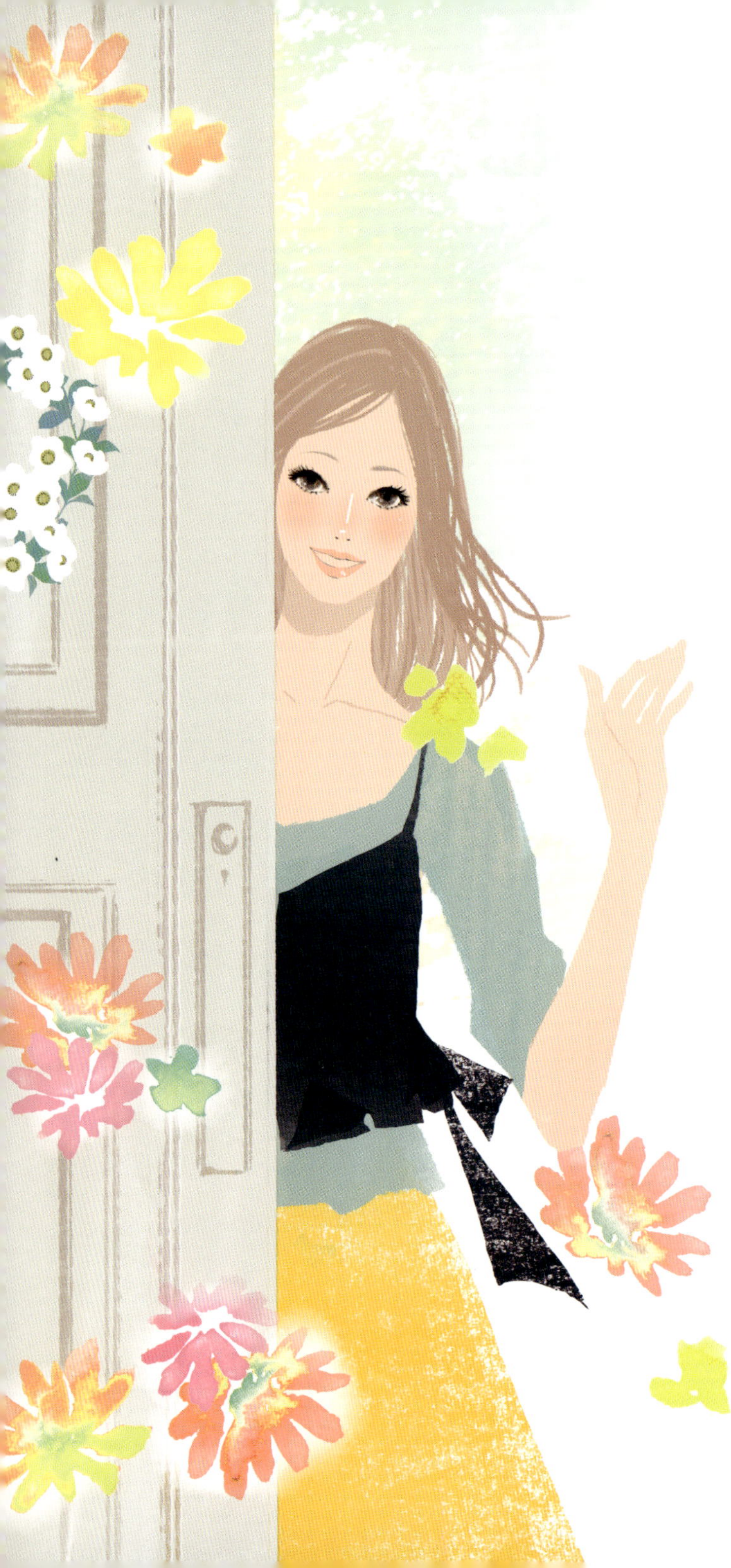

アイデザイン、
そしてボディメイクへ

きれいは「顔」だけでいいの？

いきいきとした輝く表情をつくり、人の印象を決めるのは目。その目元のクマやたるみに悩む人たちのために、私は「アイデザイン」という、キズが残らず、患者さんの負担も少ないオリジナルの施術法を確立し、これまで9000人以上の人たちの要望にお応えしてきました。

また、頬のたるみをどうにかしたい、小顔に見せたいという人たちに向けては、これもオリジナルの脂肪軽減法という施術で、スッキリとしたフェイスラインを実現させてきました。

コンプレックスから解き放たれ、笑顔と自信を取り戻していく人たちを見るたび、美容外科医として、心から喜びを感じます。

けれど、そこで終わりだと思ってほしくはないのです。

身体は自分で変える

若々しさとか美しさというとき、顔だけでなく、身体も含めて、トータルで考えなくてはいけません。

顔の悩みは、手術など治療により改善することができます。ところが、身体に関しては、美容外科の入る余地はあまりないと私は考えています。

美しい身体を目指そうとすれば、自分で努力するしかない。これは別の言い方をすれば、あなたの意識と行動によって、身体は変えられる、ということでもあります。

〝綺麗ボディ〟とは

美しい身体の基本

長い手足に小さな顔、といったプロポーションの人がいます。いわゆるモデル体型ですね。憧れる人も多いでしょうが、骨格は変えられません。

私が思う美しい身体とは、そうした生まれながらの要素で決定づけられるものではなく、その人なりに、フォルムとして均整がとれており、健康的で、生命力が感じられる身体のことです。

男性らしさ・女性らしさ、という点で、違いはあります。男性ホルモンと女性ホルモンの作用による違いと言ってもいいですね。

男性の場合は筋骨隆々、皮膚も厚く、たくましさを感じる身体。それに対し女性は、胸やお尻が丸みを帯び、男性よりもふっくらした身体です。

ただ、それぞれの違いは、いわば上乗せ部分、修飾されたものであって、ベースとなるものは男性も女性も同じ。それは適切な筋肉であり、皮膚をはじめとする全体の張りであり、整った姿勢、などです。そして、これらは運動や食事、日々の生活習慣でつくり上げたり、維持できるものなのです。

うしろ姿にご用心

自分の顔や、服を着てのファッションチェックは、みなさん、毎日、鏡を見て行なっていることでしょう。では、うしろ姿はいかがですか？

私は、クリニックを訪れた患者さんが帰られるとき、うしろ姿を見ます。街中でも、きれいな顔の人とすれ違うと、ふりかえって、うしろ姿をチェック。お尻の位置はどうか、背中が曲がっていないか……。そうして、がっかりすることも多いのです。

日本人は、背面の筋肉の弱さや骨格の面からも、姿勢が悪く、お尻が落ちやすい。それが、うしろ姿を、バランス悪くどこかゆるんだ感じに見せています。

顔など前から見える部分だけきれいにしても、うしろ姿がいまひとつでは、魅力は半減です。本当の美しさは、うしろ姿にも手を抜かない〝綺麗ボディ〟があってこそなのです。

人は見ています！　注意を怠りがちなうしろの部分だからこそ、ボディメイクにおいても、しっかり意識を向けてほしいのです。

〃綺麗ボディ〃は〃やせボディ〃にあらず

スリム信仰、やせたい願望の落とし穴

女性には、少しでも体重を落としたいという、やせたい願望が根強くあるようですが、「細いことが美しい」「やせているほうがステキ」というのは、マスコミによってつくられた面が大きいのではないでしょうか。

もちろん、太っていることで健康を損なうようなら、やせる必要は大いにありです。

けれど、その必要のない人が、やせることを目指して拒食症になる例もたくさん見受けられます。

そうした状況に対し、最近では、「やせすぎはよくない」と、ファッション業界からも警鐘を鳴らす動きがあります。

「体重計に一喜一憂」から解放されよう

美しさは、「やせること」にあるわけではありません。ファッションモデルのやせ方は、その職業ならではの特異なもの。女性は少しふくよかなくらいがいいし、男性の目から見ても、木の枝のように細い太ももよりも、ふっくらと張りのある太もものほうがずっと魅力的、という答えが多いはずです。

体重は一つの目安にしかすぎません。また、体重が落ちたとしても、脂肪ではなく、必要な筋肉が落ちたのでは何にもなりません。体重を落とし、やせたものの、顔の大きさばかりが目立ち、むしろ全体にアンバランスで貧相な印象になる人もいます。

私の場合でいえば、ジムでトレーニングを続けるうちに、おなかは引っ込み、身体は締まりましたが、体重はむしろ増えました。

大事なのは、先にもお話ししましたが、筋肉の張りや体型のバランスなど、身体そのものの状態なのです。

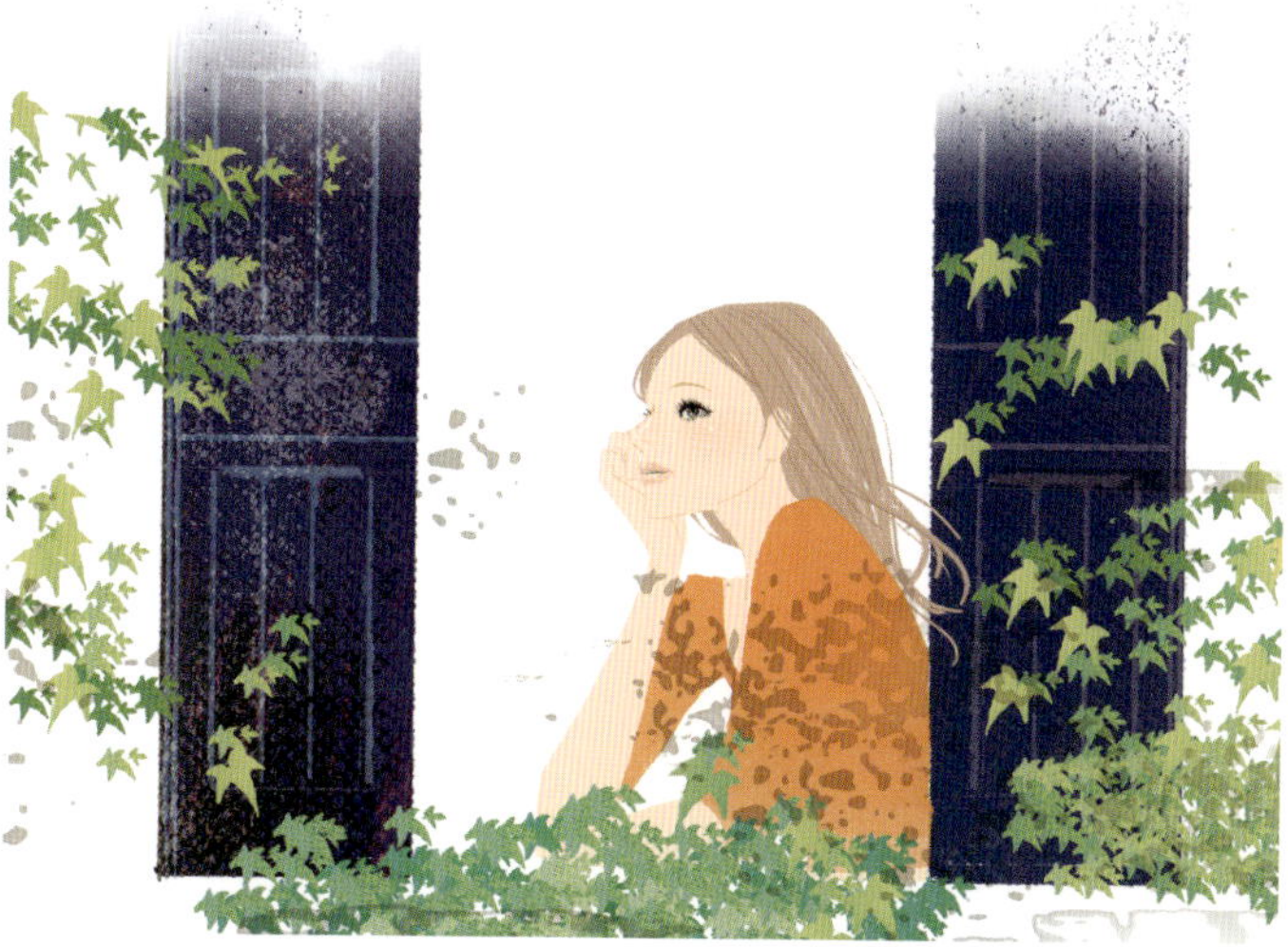

加齢と身体の関係

中年太りになるのはなぜ？

ほっそりしていた頃の写真を見て、ため息……。そういう方も多いのでは？

年齢とともに贅肉がつき、いわゆる〝中年太り〟になってしまうのはなぜでしょう。

主な理由は、基礎代謝の低下です。私たちはじっとしていても、呼吸をしたり、体温を調節したり、心臓を動かしたり、生命を維持するためのエネルギーを消費します。この基礎代謝は30、40代頃から落ち始めます。基礎代謝が低下し、消費カロリーが減っているのに、若い頃と同じ量を食べていたのでは、当然、カロリーオーバーとなってしまいます。

では、基礎代謝量が落ちるのはどうしてか。その理由は、加齢による筋肉量の衰えです。これを食い止めるには、運動やトレーニングが有効です。

また、身体の組織の中では、筋肉だけではなく、肝臓もエネルギー代謝の割合が高いのですが、加齢による機能の衰えも、太りやすさに結びついています。

肝臓の衰えが代謝の低下を招く

肝臓は、身体に吸収された栄養素を使いやすい形に変えて、エネルギー源として供給すると同時に、身体に入ってきた有害な物質を尿として排泄させる解毒作用もあります。

ところが、毎日の食生活の中で、添加物をはじめ、食べ物に含まれる有害物質を知らず知らず口にしていると、年齢とともに毒素が蓄積され、肝臓の機能は衰えていきます。その結果、代謝が落ち、太りやすい体質になってしまうのです。

運動により筋肉の衰えを防ぐことと合わせ、食べ物や飲み物の成分に関心を向け、毒素が身体に蓄積しない食生活が重要であることもぜひ知ってほしいですね。

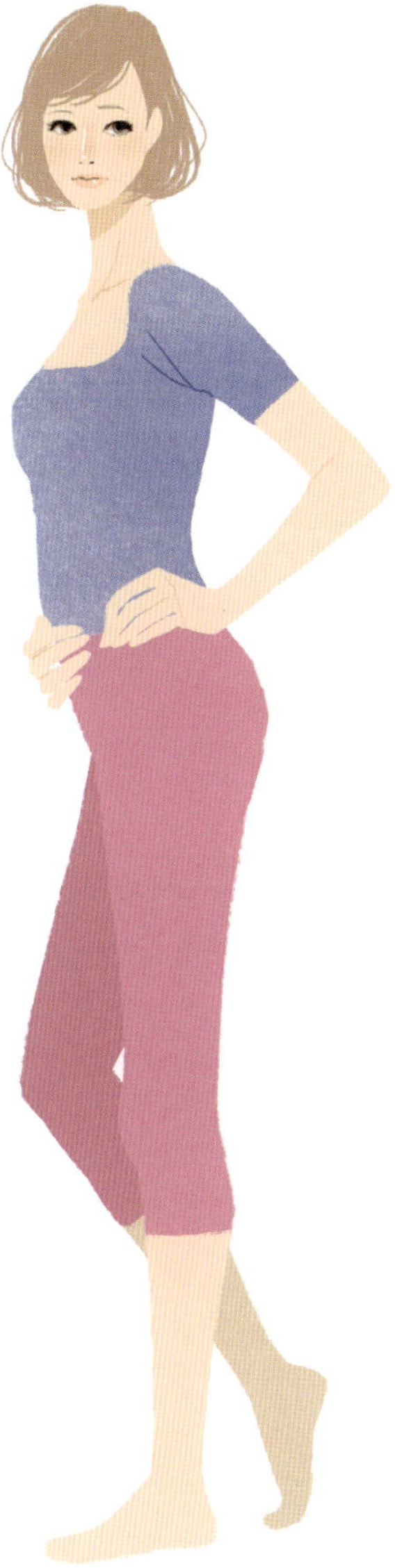

アンチエイジングについて①

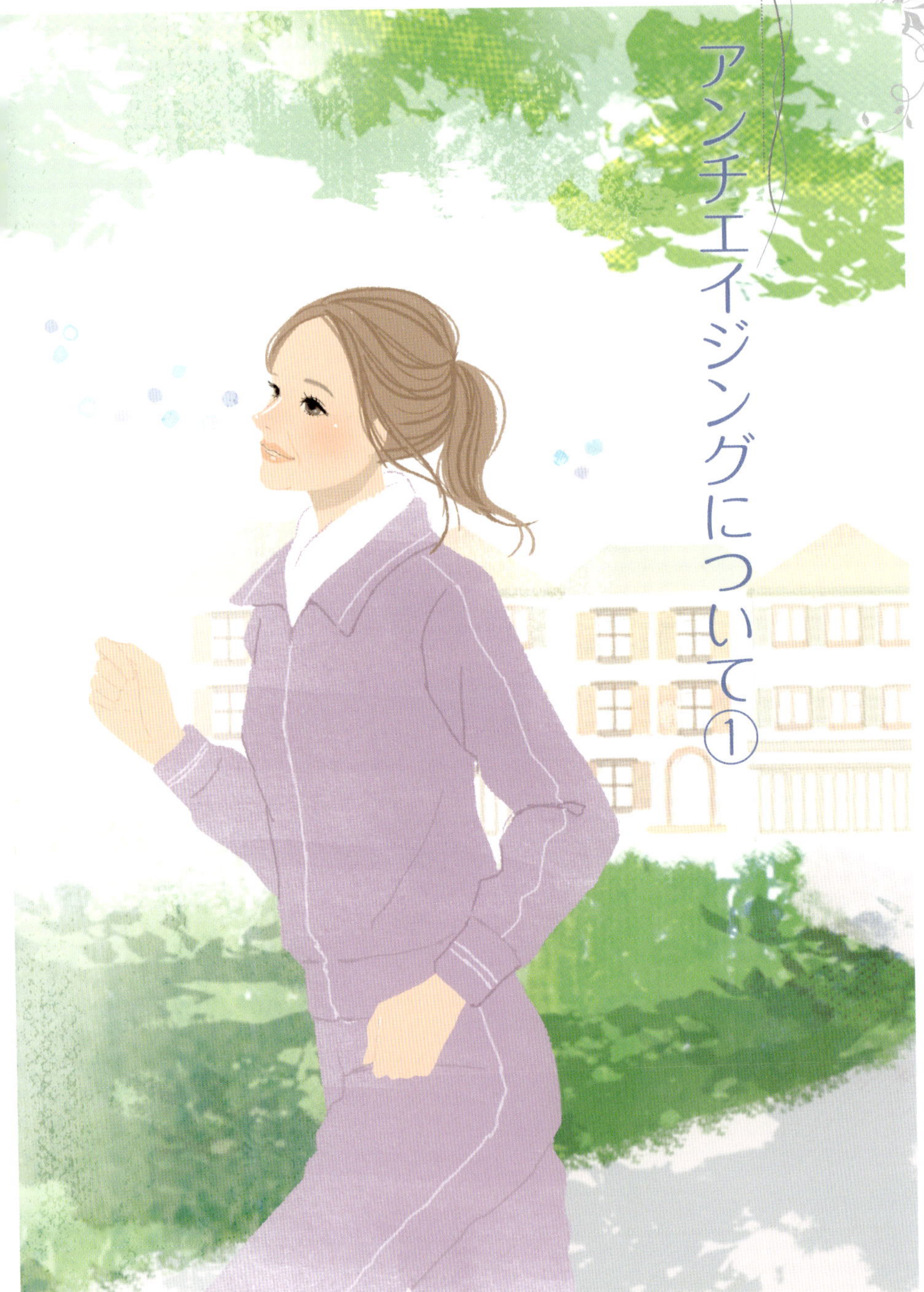

いつまでも健康で若々しく

人生90年ともいわれる今、その半分は老化との戦いといっていいでしょう。そうした中、いくつになっても健康で、かつ若々しくあろうとする人たちが増えています。

そして、その願いをかなえるべく、可能な限り、老化を遅らせることを目指すのがアンチエイジングなのです。

私のクリニックでも、年を追うごとに受診される方の平均年齢は高くなっており、アンチエイジングへのみなさんの意識の高まりを感じます。

私は、目元のクマ・たるみや頬のたるみの解消など、主に顔のアンチエイジング治療を手がけていますが、何度もお話ししているように、若々しさや美しさは顔だけではありません。健康的でバランスのとれた身体という土台があってこそ、その姿はいきいきと輝くのです。

年齢を重ねるからこそ、身体づくりへの意識を

歳をとると、筋骨を維持する成長ホルモンなどは下降し、それにともない筋肉量も減少します。体型が変わるのもそのためです。けれども、そうした肉体の老化兆候は、トレーニングをはじめ、日々の努力である程度、くい止めることができます。

「どうせ、もうこの歳なんだから――」という言葉は、その努力から逃げるための言い訳ではないでしょうか。

毎日を元気で活動するためにも、何歳であろうと、身体づくりへの意識をしっかりもっていただきたいと思います。

アンチエイジングについて②

〝実年齢〟ではなく〝見た目年齢〟

あるとき、クリニックに60代くらいと思われる男性が診察にみえました。背筋はすっきりと伸び、身体も引き締まっています。問診票の年齢記載欄が空欄になっているので、私が「お歳を伺ってもよろしいですか」と聞くと、「75歳です」という答え。驚きました。実年齢より10歳以上は若く見えるのですから。
「いつも、本当の年齢を言うと構えられてしまうので、申し上げにくかったのです」とのこと。

なんでも、仕事先や取引相手に実年齢を言うと「え、そんなに年寄りだったの?」という顔をされるので、年齢を言わなくなったのだとか。

話を伺うと、今も現役バリバリで働き、日頃から身体を動かすことを心がけているそうです。

歳を重ねるにつれて、肉体は衰えていきます。それはやむを得ないことですし、暦(実)年齢は変えられません。けれども、この男性

アンチエイジングの好循環

のように活動的で、意識的に身体を使い、若々しくあることへの意欲を忘れなければ、いくつになろうと、健康で、かつ魅力的でいられることは可能なのです。

私はこの方に、「いや、実は私も若い人に年齢を言うと、『え～？』と引かれてしまうので、言わないでいるのです」と告白し、互いに笑い合いました。

暦年齢はあまり意味がなく、重要なのは、健康度や見た目年齢（ルックス）なのだなあと、あらためて感じたのでした。

そして見た目年齢が若ければ、他人はほとんど実年齢を気にしないということに気付かされます。

＊＊＊＊＊＊＊＊＊

この男性に限らず、私のクリニックを訪れる患者さんの中には、齢を重ねても健康的で若々しい方がたくさんおられます。そんなみなさんの特徴をあげておきましょう。

・生き甲斐をもっていたり、現役で仕事を続けている。
・美意識が高く、正しい生活習慣に気を配っている。
・回避できないシワ・たるみなどの外見的な老化徴候を改善・予防するために、美容治療も必要に応じて受けている。

これらを実践することで、若々しくなった自分への自信が高まり、さらに意欲的になるという好循環が生まれるのです。

身体は自分で変えられる

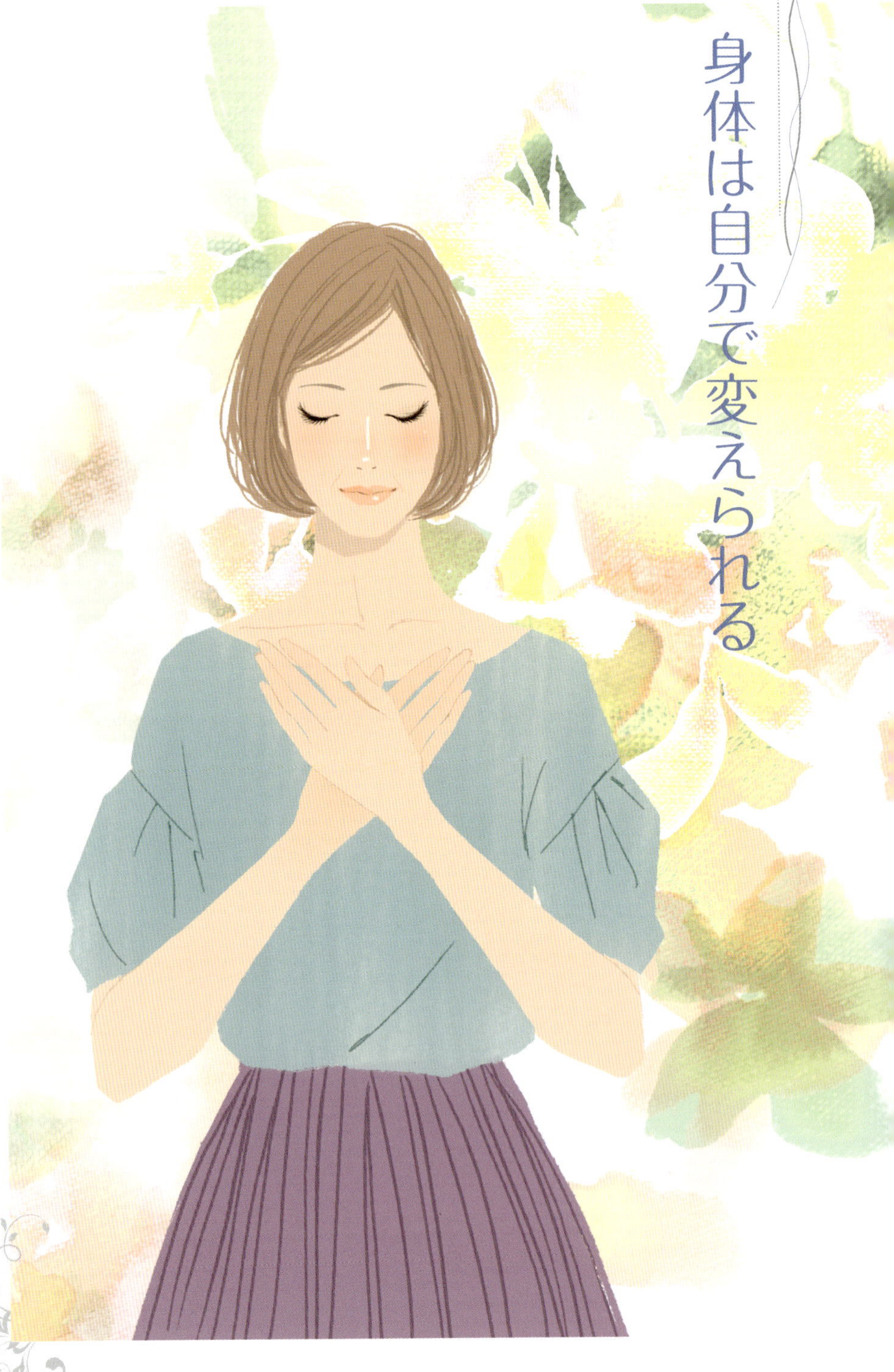

日々の努力と心がけで

顔には、表情をつくりだすためのさまざまな表情筋や、さらに、目元や頬には余分ともいえる脂肪があるため、顔の老化、いわゆるシワやたるみを自分で改善することは難しいのです。

けれども、身体は自分の努力で体重をコントロールすることができます。鍛えることで、筋肉をつけたり、引き締めたりすることができるのです。

綺麗ボディのための3原則

基本となるのは、まず「運動」。エクササイズやトレーニングです。筋肉は動かさなければ衰えます。それをくい止め、さらに必要な筋肉を増やし、維持するために運動やトレーニングは必須です。

そして、「食事改善」。自分が口に入れるものに関心を持つことです。食事の量や質を見直すことは、カロリーコントロールはもとより、毒素を体内にためず、健康で太りにくい身体をつくることにつながります。

加えて大事なのは「規則正しい生活習慣」です。起きる時間、寝る時間、食事の時間など、生活のリズムがバラバラで乱れていると、代謝が悪くなったり、脂肪がたまりやすくなるなど、身体にとってマイナスばかりです。

いずれも、特別なことではありません。少し意識を変え、日々の生活の中で心がけるだけでいいのです。この3つの原則を実践することで、身体は変わります。

私のボディづくり、40代からの決意

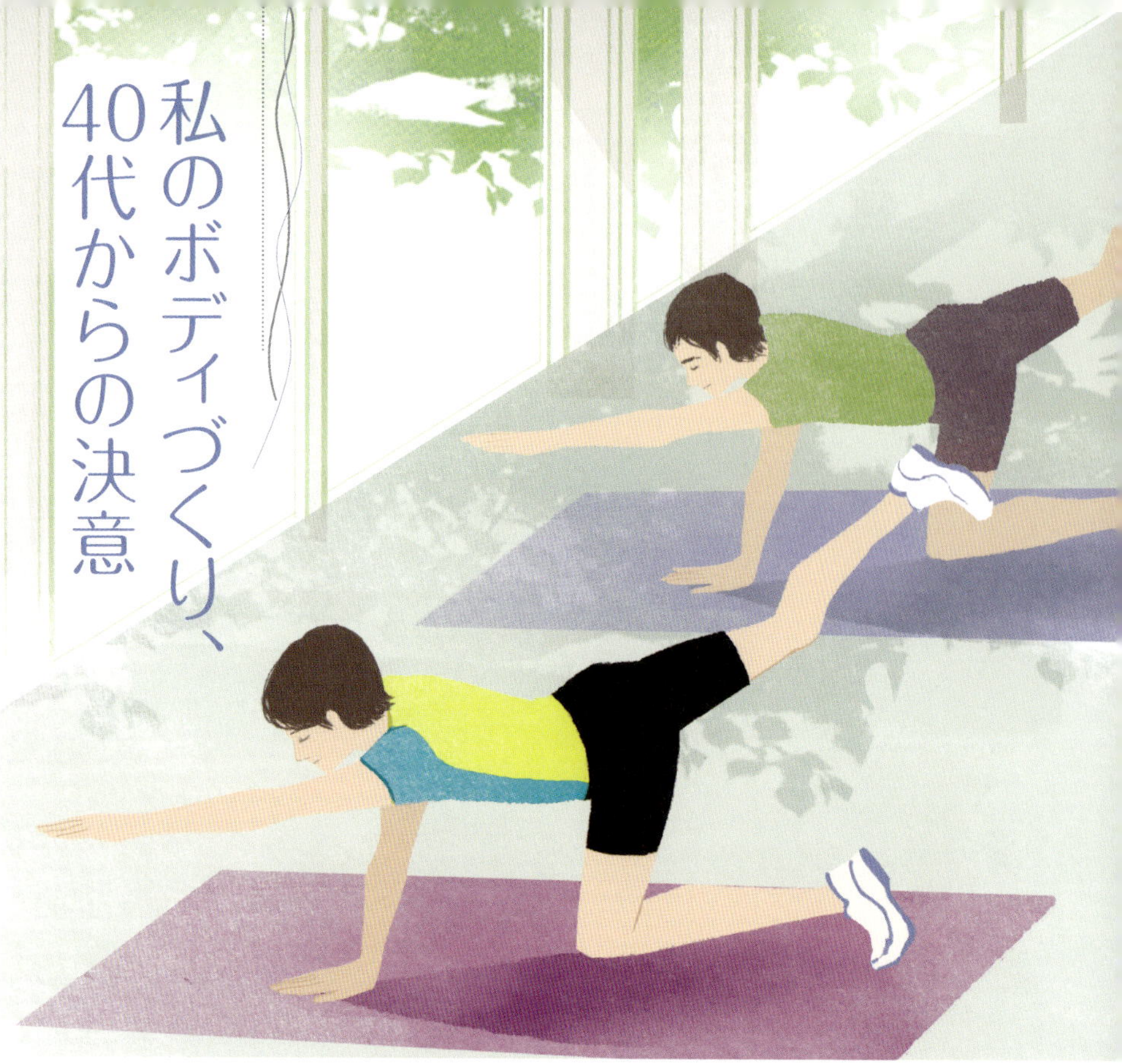

身体の変化に気づいて

美容外科医として、自分の身体についても意識していた私ですが、40代に入った頃から、おなかが少し出てきました。「これはまずい……」。アンチエイジングを提唱する私にとって、自分の若々しさの維持は使命とも言えます。メタボになったのでは何の説得力もありません。

乱れた食生活をしていたわけでもないし、子どもの頃から続けているスキーをはじめ、ジムでの運動など、日常の中で身体は動かしていたつもりでした。それでも、年齢とともに太りやすい身体になっていたのです。

そして50代の今……

　これではいけないと、これまでの生活で変えるべきところは変えようと決意。身体を動かすことはボディづくりの絶対条件ですが、無目的に運動しても効果はありません。そこで、どの筋肉をどう鍛えればどういう効果があるかを考えたトレーニングに変えました。体幹の深筋層を鍛え、身体のゆがみを矯正するピラティスやヨガもトレーニングに取り入れました。

　身体に有害物質がたまると、代謝が落ちて太りやすくなるので、食生活では、毒素を身体にためないことを目指しました。添加物の入っているものを避け、デトックス効果のある食品を積極的にとるという具合です。

　やがて、人から「やせたね」と言われるように。実は体重はそう変わっていません。筋肉が増えて贅肉が落ち、身体が引き締まってきたのです。

　そして今――。私の筋力はさらにアップし、お尻は下がっていないし、おなかのポッコリもない。実年齢よりずっと若い身体だと自負しています。人の身体は何歳になっても変えられる。自分の体験から、自信を持ってそう言えます。

デトックスに開眼

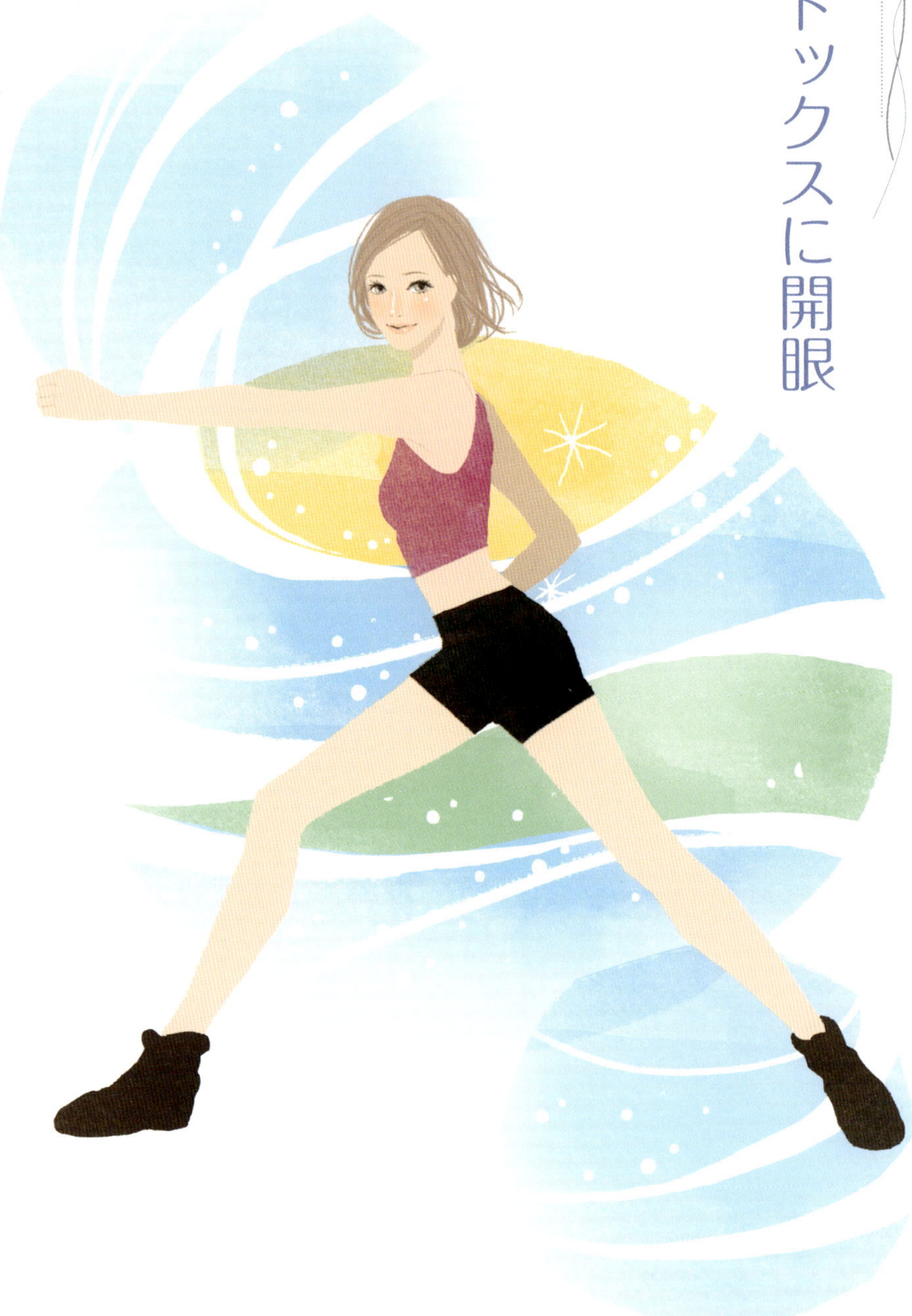

身体の中の毒素をチェック

身体を変えようと決意したとき、私は自分の体内にどのくらい有害物質が蓄積しているか、毛髪と尿による検査でチェックしました。

私たちは、食品に含まれる添加物などの人工合成化合物や有害金属などの毒素を、知らず知らずのうちに取り込んでいます。

それらが排出されず蓄積されると、代謝機能が落ち、太りやすさの原因となるのです。

検査の結果は予想よりも低い数値だったものの、安心はできません。今のままの生活を続けるうちに、この先、毒素をため込んでしまうかもしれない。そこで、デトックス（毒素を排出する）を意識した生活を実践することにしました。

入れない、ためない、排出する

まず有害物質を体内に入れない。食生活で、添加物や防腐剤の入っているものはできるだけ口にしないようにしました。

入ってきても出す。ジムでは、筋トレ以外に、汗とともに有害物質を排出できるよう、水泳やランニングなど発汗作用のある有酸素運動もメニューに組み込みました。サウナでも汗を流します。食べて出すことも重要で、排出を促す食品をとります。

こうしてデトックス生活を続け、身体から毒素がなくなっていくと、代謝がよくなって太りにくい体質になるだけでなく、肌もツヤツヤ、気分もスッキリ、いいことづくめだったのです。

食べものに関心をもとう

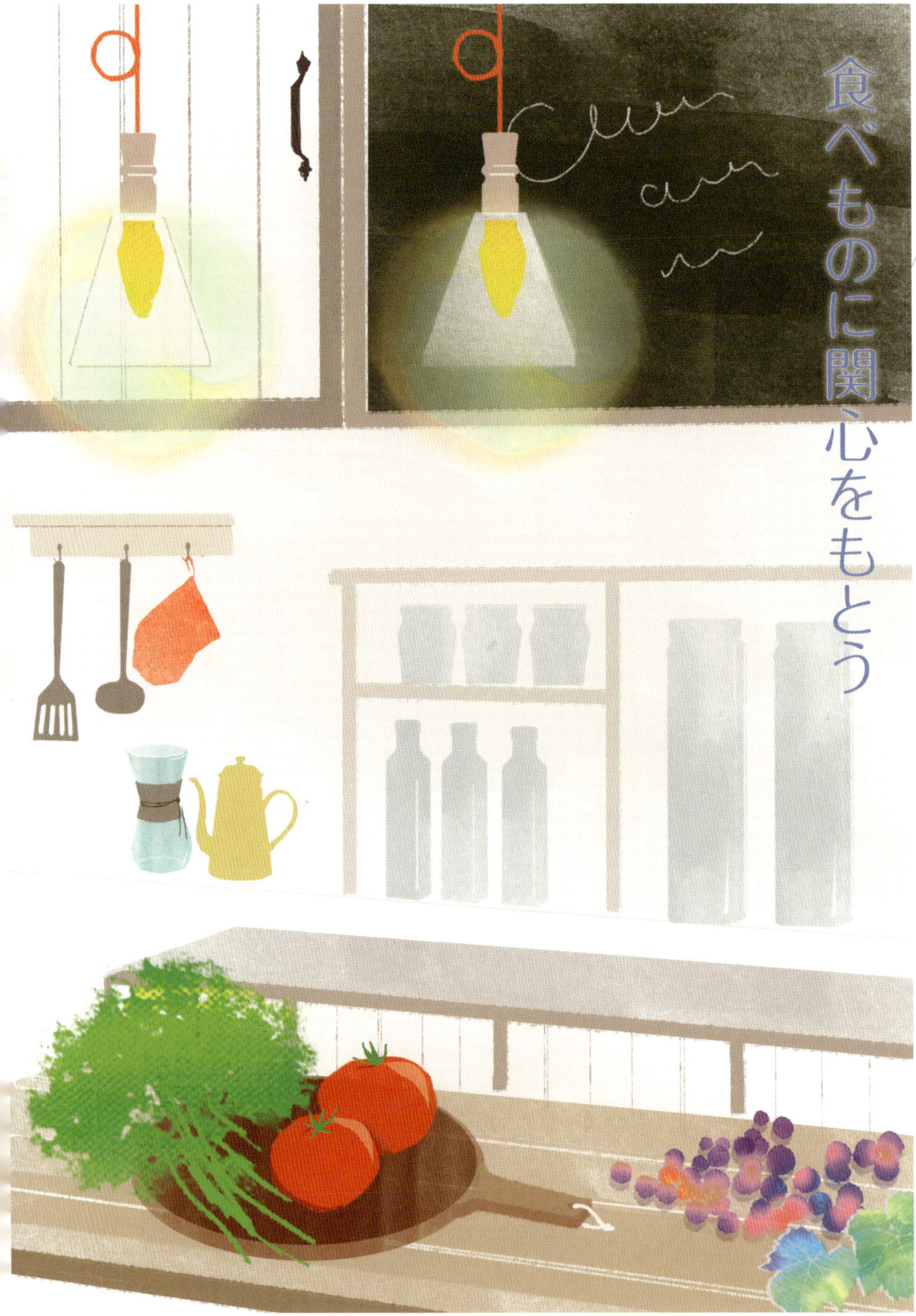

長く続けるために

人の身体は食べ物でできている——何かのコマーシャルにもあったフレーズですが、身体づくりのベースは食生活にあり、です。

前のページでもお話ししたように、デトックスを意識し始めてから、私は添加物や保存料、着色料などが含まれている食べ物はできるだけとらないようになりました。水も、浄水されたものを飲みます。

肉類も減らしました。肉を食べる量と、大腸がんや消化器がんの発症率は比例する、という報告があります。がんはアンチエイジングの大敵。そこで、身体に必要なタンパク質は、魚や、植物性のタンパク質である豆類などでとるように変えたのです。

食生活の改善

食べるものに関心をもつようになると、材料を買ってきて、自分でつくることも多くなります。料理の面白さに開眼し、男子厨房に立つ喜びを知る、という思わぬ余禄もありました。

とはいえ、友人・知人と会って外食もしますし、肉を食べることだってあります。「絶対に～でなければならない」というほどガチガチに厳しくはありません。基本方針はしっかりと守りつつも、ときにはそこをはずれてもOK。そのくらいのほうが長く続きます。

まずは、自分がどんなものを身体の中に入れているか、口にするものへの関心をもつこと。そこからスタートです。

8時間ダイエット実践中

16時間の絶食でしっかり消化

身体づくりには、食べる内容だけでなく、「どう食べるか」も重要です。食べる順番で、野菜を先に食べると血糖値の急激な上昇が抑えられ、脂肪になりにくい、ということはみなさんすでにご存知でしょう。それは食事のときの基本にするとして、私は食べる時間に着目した「8時間ダイエット法」にチャレンジしてみました。

16 hrs

これは、アメリカで生まれたダイエット法で、「1日の食事を8時間以内に食べる」というもの。食べるのは昼の12時から夜の8時まで。そのあとは16時間食べないのです。

1日を摂取／消化・吸収／排泄の時間に分け、摂取の時間のみ食べ、16時間絶食することで、食べたものをすべて消化・吸収でき、脂肪がつきにくくなる、というものです。

「8時間」がポイントで、もし朝の10時に最初の食事をした場合は、夜の6時までに食事を終えるという形でずらせばいいのです。ただし、ダイエット効果を上げるためには、夜の8時以降に食事がずれこまないようにすることもポイントです。

20

生活も規則正しく

食事法に関しては、さまざまな方法が紹介され、どれも賛否両論がありますが、この8時間ダイエット法は私には合っているようで、実際、続けてみて、体調はとてもいいのです。

また、できるだけ昼の12時から夜の8時まで食事を終えられる生活を維持しようと心がけることで、生活も規則正しくなります。毒素をためない食事内容と併せて、私には、とてもいい効果をもたらしているようです。

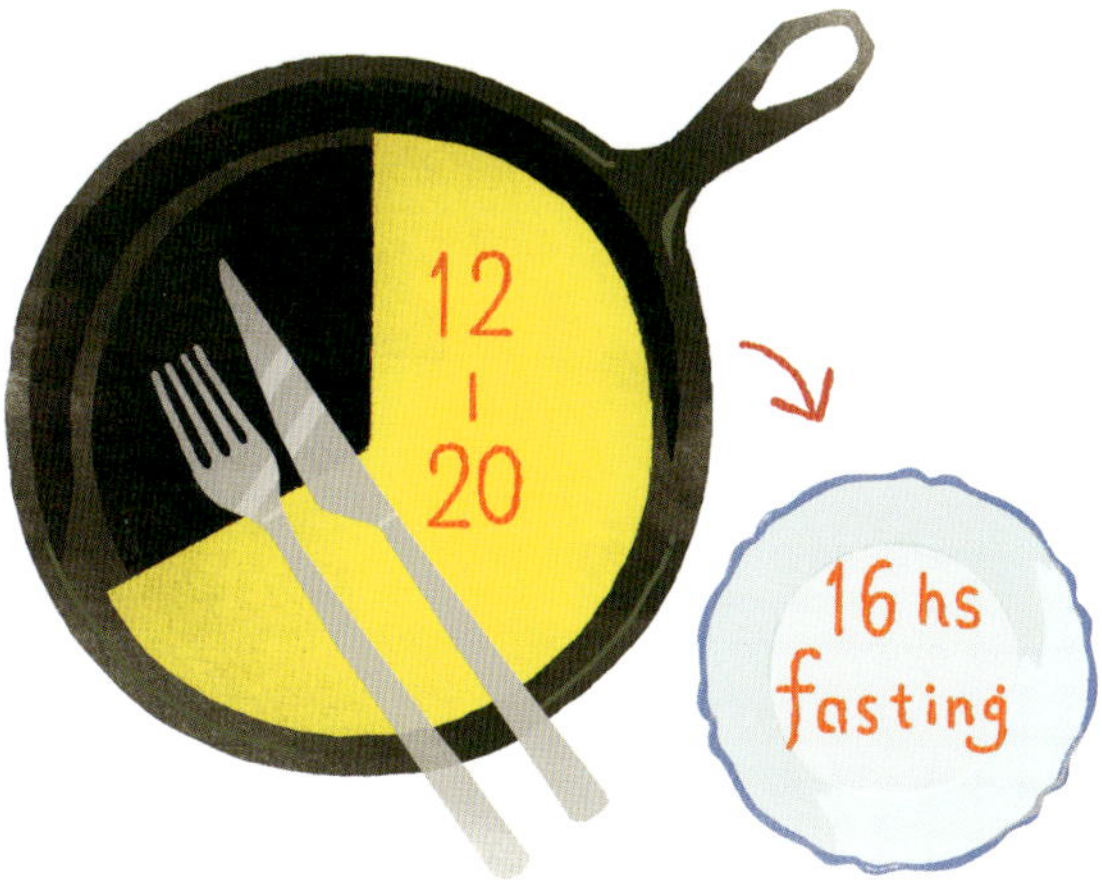

便利な世の中が身体をダメにする

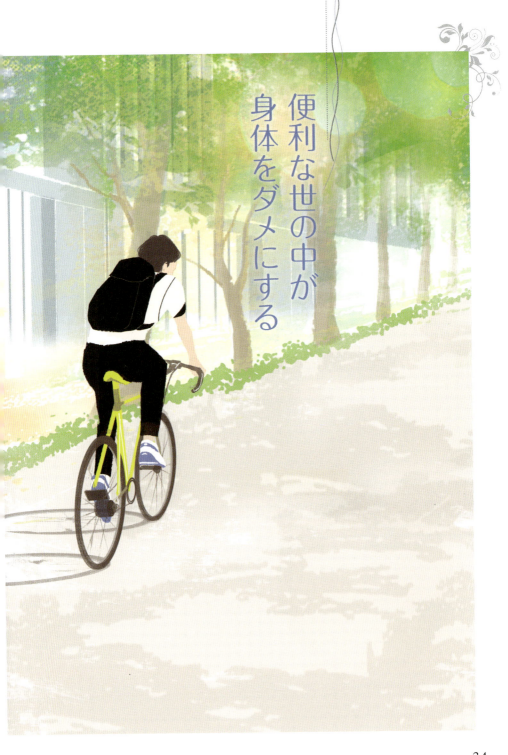

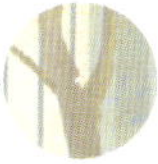

身体を動かさない現代生活

身体は、使わなければ必ず衰えます。

ところが私たち現代人はといえば、文明の恩恵を受けて便利な生活を手に入れたその一方で、身体を動かすことから遠ざかっています。

その昔は、薪を割る、井戸水を汲む、水を運ぶ……などなど、生活のすべてが、身体を使うことと結びついていました。それこそ、魚一匹を捕まえるのも、鳥一羽を獲るにも、どれだけの労力や筋力を使ったことか。

今はお金さえ出せば何でも簡単に手に入れることができるし、労力を使わずにすみます。食べ物は豊富にある上に運動不足ときては、肥満が増え、筋肉は衰える一方なのも仕方ありませんね。医学の進歩と栄養の向上で寿命は延びても、不健康で衰えた身体では、活力のある日々は送れません。

便利さと引きかえに失うもの

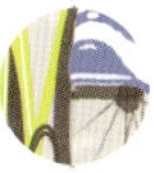

こうした状況だからこそ、現代を生きる私たちには運動が必要なのです。

私は、ジムでのトレーニングはもとより、日常の中でも身体を動かすことを心がけています。たとえば、移動では車を使わず、できるだけ歩く。自宅からクリニックへは毎日、自転車通勤です。クリニックの院長室でも、ストレッチをしています。

みなさんにも、今の便利な生活を享受するだけでなく、おろそかになってしまいがちなことに気づいてほしいのです。

それまでのやり方を修正して

運動は大切です。ただ、むやみやたらに身体を動かせばいい、というものでもありません。私が通っているジムで、よく顔を合わせる男性は、一所懸命にマシントレーニングをしているのに、半年たってもおなかは出っぱったまま。

頑張っているわりに効果が出ないのは、多分、トレーニングの方法が間違っているのでしょう。実は私もそうでした。運動をしっかりし、食生活に気をつけても、なかなか描くイメージの体型に近づけない……。

私の場合は、それまでは胸や腕の筋肉など、マシンを使って外側の筋肉（アウターマッスル）を鍛えるトレーニングが中心でした。そこで、トレーナーに自分のやり方をチェックしてもらったのです。

トレーナーからアドバイスされたのは、身体の深部にある体幹筋（インナーマッスル）を強化することでした。インナーマッスルを鍛えることで、自然とアウターマッスルも刺激をうけ、トータルな効果が得られるのだと。それにより、新陳代謝も活性化します。

そうして、筋トレに加え、体幹を鍛えるバランス系の動的ストレッチであるピラティスやヨガも取り入れるようになったのです。バランスボールを使ったエクササイズも教わりました。

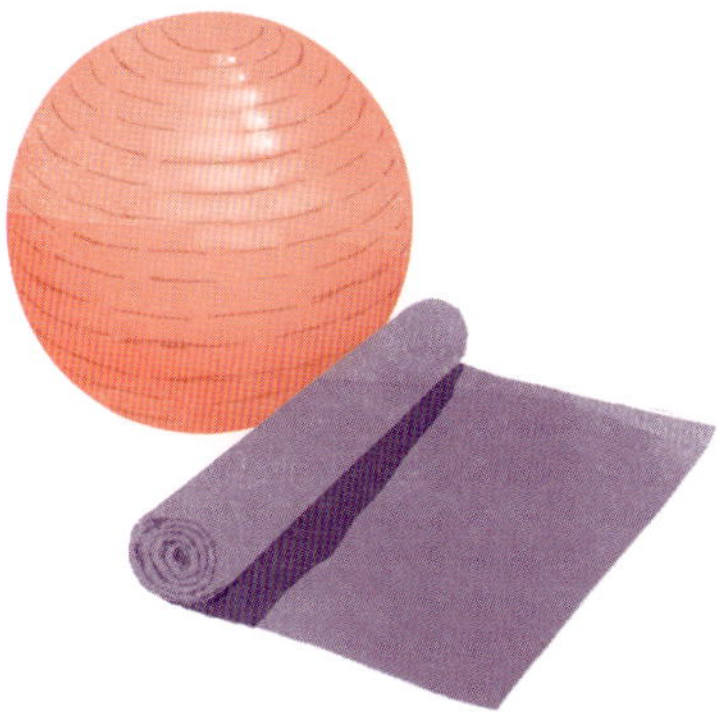

インナーマッスルを鍛えよう

トレーニング方法を見直し、実践していくうちに、効果を実感するようになりました。身体全体が引き締まり、筋肉も厚みを増してきたのです。

私は男性らしい均整のとれた筋肉体型を目指していますが、女性の場合は、また違う理想のボディの形があるでしょう。無理に筋力をアップさせる必要もないですし。ただ、インナーマッスルの強化が大事という点は同じです。

その上で、どこをどう変えたいのか、自分が描く身体のイメージに合わせて、トレーニングのメニューを考えることが大事ですね。

効果的にボディを変える

同じ運動ばかりしていませんか

私は海外に行くと、宿泊したホテルのジムやプールをよく利用します。バリ島滞在中のことです。例によってジムでトレーニングをしていると、ジムのトレーナーが私に「あなた、もう少し違うトレーニングをしてみたら」と、声をかけてきました。そしてボクシングをすすめてくれたのです。

実際にやってみると、これまでとはまったく違う刺激があり、思いがけず楽しかった。

ボクシングのあとも、ジムで私がそれまでやったことのないトレーニングを指導してもらい、とても充実した時間を過ごすことができました。

このときトレーナーに言われました。

「身体というのは同じことをやっていてもダメ。慣れてしまう。脳が新しいものを見たときに感動するように、身体も新しいことをやって刺激を与えた方がいい」

ハッとしました。それまで何年間も自己流のトレーニングを続けてきましたが、なかなか効果があらわれないのはなぜだろうと思っていたからです。

このときのトレーナーの言葉が、自分のトレーニングのやり方を見直すきっかけの一つになりました。

新たな刺激を与えよう

それまでの自分のトレーニングを振り返ってみると、水泳と胸筋を鍛える筋トレなど、毎回同じメニューでした。水泳もクロール中心です。同じ運動ということは、使う筋肉も同じ部分ばかり。身体は慣れてしまい、しかも、使わない筋肉は放ったらかしという状態です。

そこで、それまで意識しなかった体幹を鍛えるトレーニングも取り入れ、水泳も、クロールだけでなく、背中や肩の筋肉を使う背泳ぎやバタフライもやるようになったのです。腕を後ろに伸ばし、背中に刺激を与えることは、日常生活でもほとんどないですから。

こうして、それまで使わなかった筋肉に刺激を与える運動をやってみると、成長ホルモンが活発に出始め、身体が目覚めたかのようで、自分が変わっていくのを実感するようになりました。

トレーニングで挫折しないために

自己流トレーニングの落し穴

自己流で同じ運動だけをすることのマイナス面をもう少しお話ししましょう。

トレーニングは身体に負荷をかけてこそ効果があります。同じ運動だけを続けるというのは、身体がその負荷に慣れてしまうということでもあります。

しかも自己流だと、自分がつらくなる手前でやめてしまいがちです。そして、「これをやったからいいや」と自己満足で終わってしまう。負荷をかける運動は、キツくてつらいけれど、だからこそ、身体は変わっていくのです。

エクササイズや運動を続けているのに効果があらわれないという方は、負荷を避けて、ひとりよがりの楽なトレーニングになっていないか、確認してみてください。

三日坊主にならないために

目元のクマやたるみをとるのも、頬のたるみを解消するのも、美容外科医による一度の手術で結果があらわれます。しかし、身体づくりはそうはいきません。結果はすぐにあらわれないし、ずっと続けなくてはいけません。

しかも、自己満足の楽なトレーニングでは効果なしときています。三日坊主にならないためにはどうすればいいでしょう。

それには、まず自分のちょっとした変化に敏感になることです。少し身体が軽くなった気がする、前より腕が上がるようになった、気分がスッキリ……何でもいいのです。わずかな変化を見逃さない。それが「よし、やるぞ」という希望につながり、やがて変化を感じることが楽しみに変わっていくでしょう。

一人より、誰かと一緒にトレーニングするのもいいですね。ジムでトレーナーにつかなくても、友人や家族と一緒に励まし合いながらだと、何倍ものやる気が出るはずです。もし一人の場合でも、日々の記録をつけるとか、励みになる工夫をするといいですね。

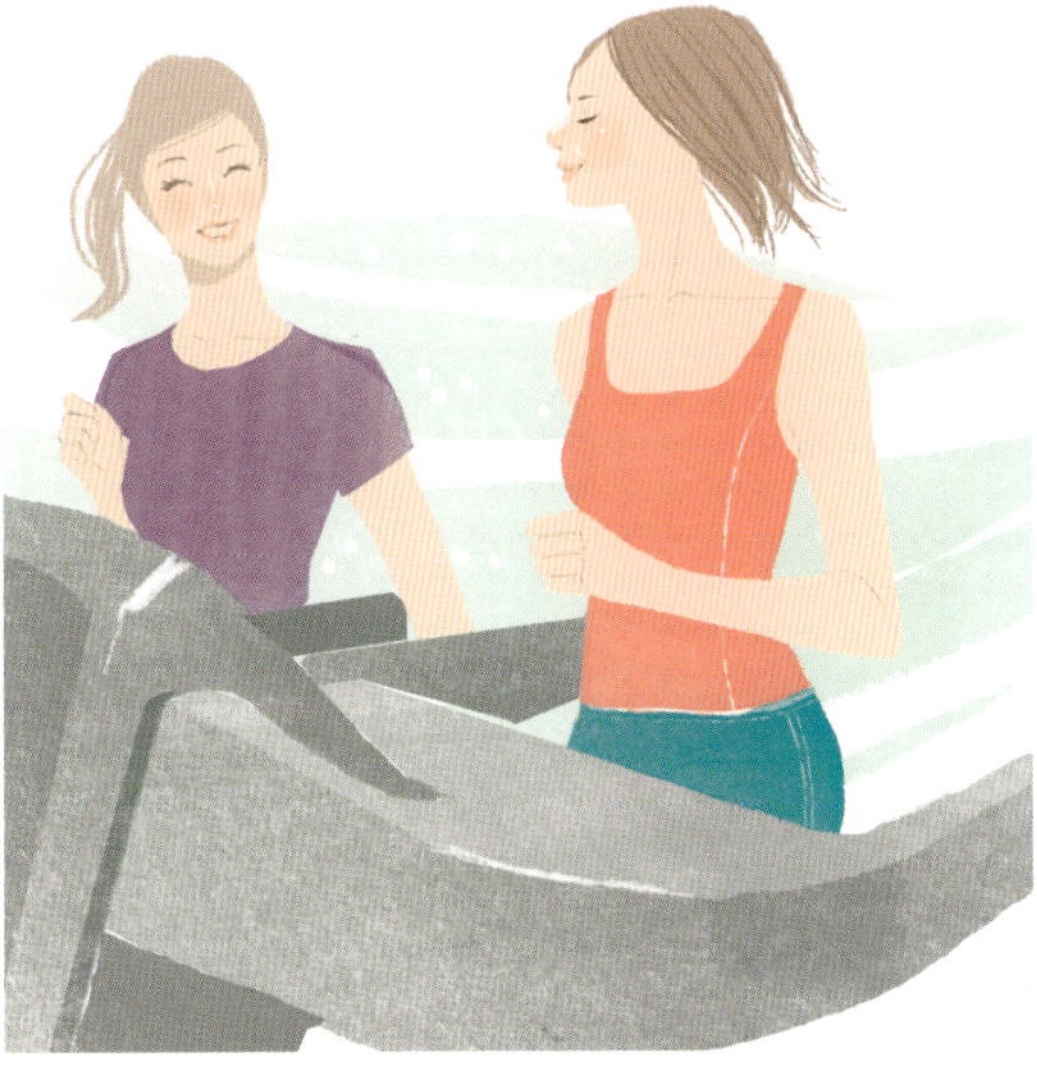

身体と脳の関係

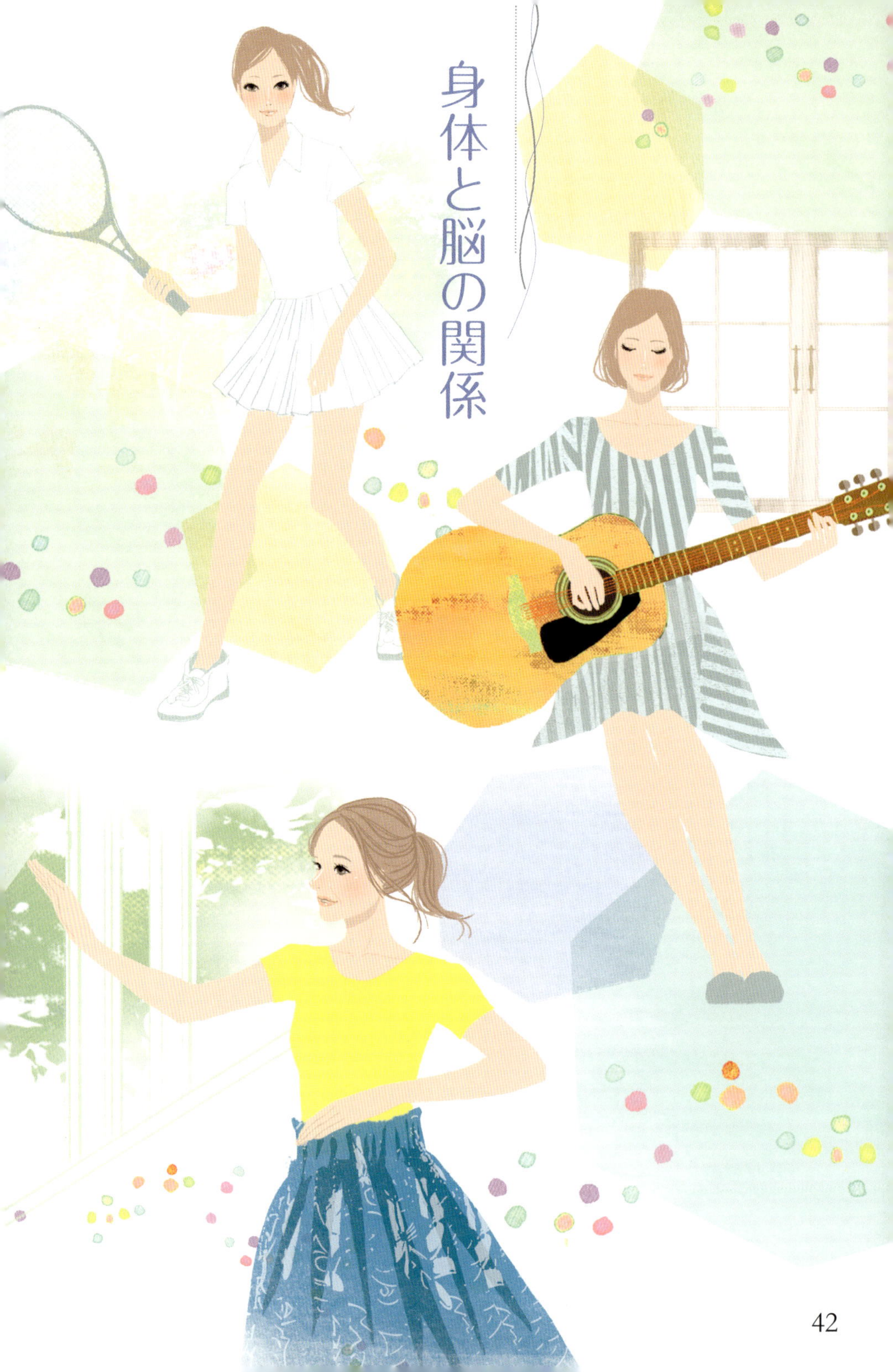

カウチポテトの恐怖

〝カウチポテト〟とは、ソファ横になってポテトチップを食べながらテレビを見ること。リラックスできるひとときかもしれませんが、こうした生活をずっと続けていると肥満へまっしぐらです。

運動不足と間食によるカロリーオーバーが最大要因ですが、肥満を加速させる理由はそれだけではありません。もう一つの要因は、テレビを見ているとき、脳の機能がほとんど活動していないことです。

脳が活動するときには大量の血液が流れ込み、そのエネルギーは主に炭水化物から得るようにできています。つまり、活発に脳を使う人は、大量の炭水化物をエネルギーとして用いるので、その分だけカロリーを消費し、太りにくいのです。

ところが、カウチポテトで怠惰な生活を送り、脳をほとんど使わないでいると、炭水化物がエネルギーとして消費されません。

その結果、カロリー過多となり、太りやすくなります。ダイエットでは、身体と頭の両方を活発に使うことが大事なのです。

好きなことで身体を動かそう

脳も筋肉も、使えば使うほど強くなります。そして、脳にも筋肉にもいいのが、好きなこと、心がわくわくするようなことで、身体をたくさん動かすこと。五感が刺激されて脳は活性化し、身体も鍛えられます。散歩、趣味のスポーツなどを、生活の中に大いに取り入れましょう。

コンプレックスからの解放が人を輝かせる

自信を得て、若々しく活動的に

私はこれまで、目元のクマ・たるみや頬のたるみを美容外科治療で改善することにより、明るく積極的になった人たちを数えきれないほど見てきました。患者さん本人は治療後に得られる変化に気づきにくいものですが、私は数ヵ月ぶりに術後のチェックに訪れる患者さんのその変化に、いつも驚かされます。

治療前に呪縛のようにまとわりついていた悩みやコンプレックスから解放され、自信を得ると、その影響は身体全体に及びます。肌ツヤはよくなり、若さや美しさにつながって、その自信がさらにその人を輝かせる。

身体についても同じです。おなかが出ている、背中や脇腹に余分な脂肪がついている、ウエストのくびれがない——コンプレックスはさまざまでしょう。けれど、そこであきらめず、トレーニングや食生活の改善・工夫など、日々の努力と頑張りで、少しでも自分の欠点を克服した人は、肉体の変化だけでなく、自信を得て、人生にも前向きになります。

身体づくりは単にボディラインを整えるだけではありません。身体を内から健康にすることでもあります。そのことが活力を生み出し、新しいことにもどんどん挑戦しようという気持ちや、生きがいにもつながってくるのです。

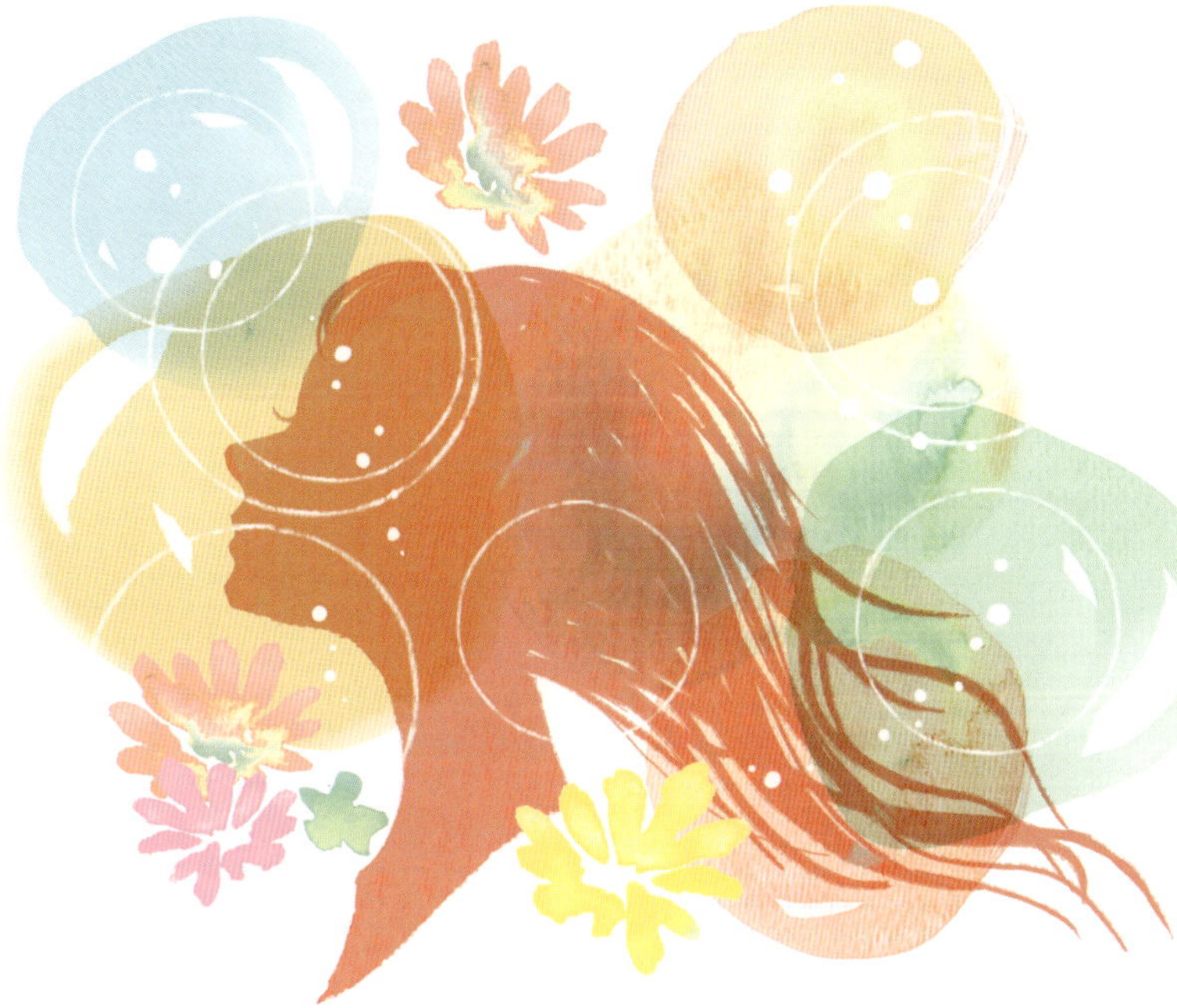

肉体と精神は表裏一体

私自身のことについて話しましょう。身体を鍛えようと本格的にジムトレーニングを始めて1年近く経った頃には、ポッコリ出ていたおなかは引っ込み、筋肉も引き締まってきました。体力もアップ。

と同時に、精神力もアップしてきたのです。以前は「No」と言いにくかったことも、はっきり「No」と言える。心の持ち方がタフになりました。こうした面でも自信が出てきたのです。

肉体と精神は切り離されているのではなく、表裏一体――。わが身をもって実感したのでした。

人はいくつになっても成長できる

下り坂にブレーキをかけよう

私たちの身体は40代を境に、筋骨を維持する成長ホルモンなどが低下し、筋肉量は減少、筋肉は衰えます。脂肪が増え、身体は張りを失い、あちこちがたるんでくる。〝自然の若さ〟のみに固執すれば、ある時期から、私たちの身体は下り坂を駆け下りる一方です。

けれども、それにブレーキをかけることも

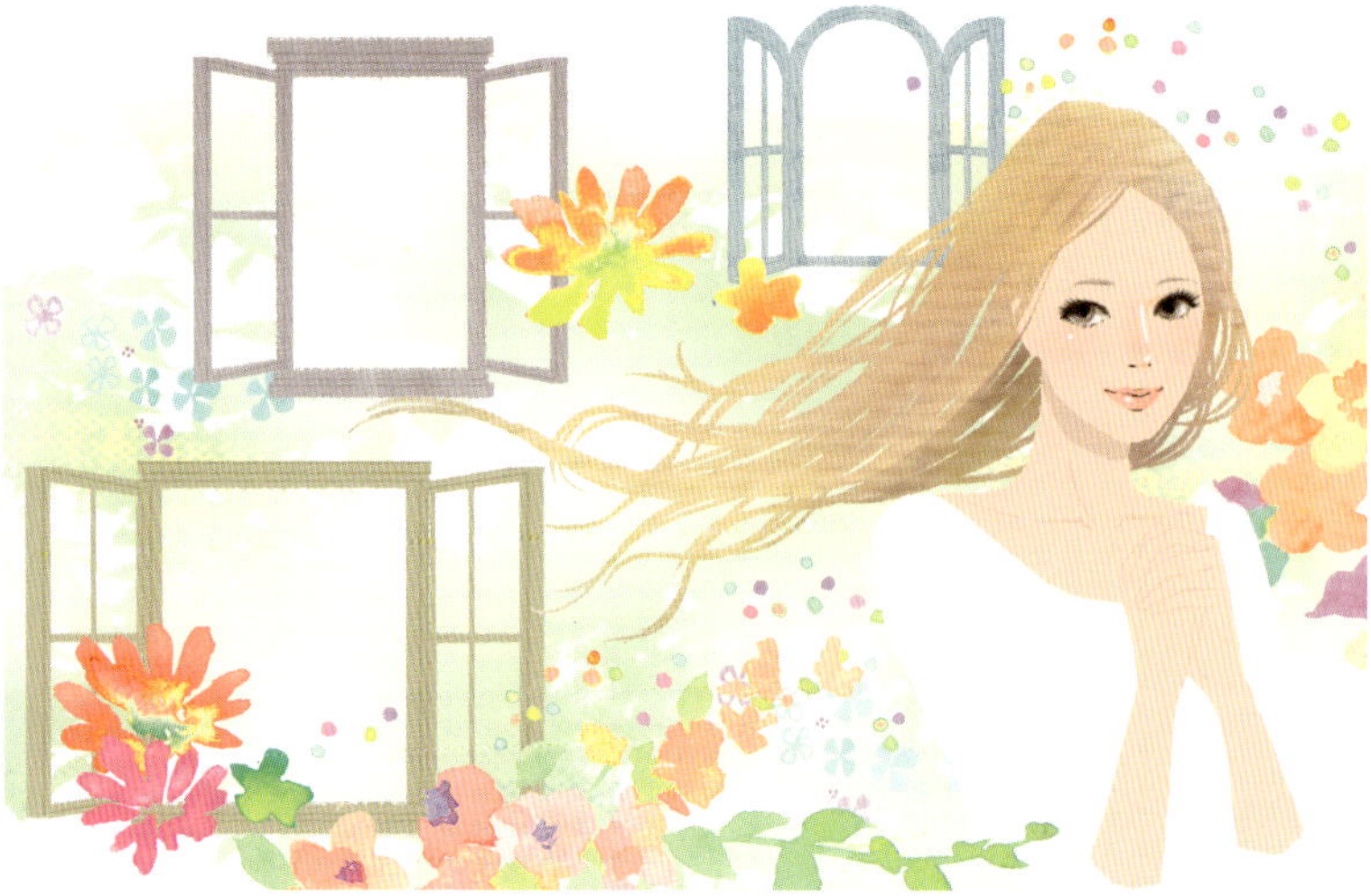

可能です。たとえば、何も運動をしない40代と、しっかり筋トレをしている60代の人の、筋・骨組織を観察すると、鍛えられた60代の方が生物学的に若い可能性が高いと言われます。

実際、70、80代になっても、背筋はピンと伸び、体型もすっきり。元気はつらつで、仕事に趣味に精力的に打ち込んでいる方を私はたくさん知っています。

刺激は若返りのもと

人間の身体は、刺激に反応します。たとえば、80歳の人が何かの手術をしたとき、回復のスピードは遅くなりますが、治癒するのは、手術治療に身体が反応し、修復機能が働くからです。刺激に対する反応は、齢を重ねるにつれ、徐々に遅くなるとはいえ、死ぬまで続きます。

同じように、筋トレなどで骨や筋肉に負荷をかけ、刺激を与えると、それに対しての生体反応が働き、脳下垂体から成長ホルモンが出て、骨と筋肉は強くなろうとします。そして成長ホルモンは、骨や筋肉だけでなく、皮膚や髪の毛など、身体のさまざまな部分に働きかけ、それが若返りにつながります。

老化とは、運動も何もしないでいることにより起こるもの。脳も同様で、刺激が少なければ、その働きは衰えます。つまり、身体にも脳にも刺激ある暮らしを送っている人は、実年齢よりも若くいられるし、老化も先延ばしにできるのです。

綺麗ボディを目指す人に、美容外科医としてできること

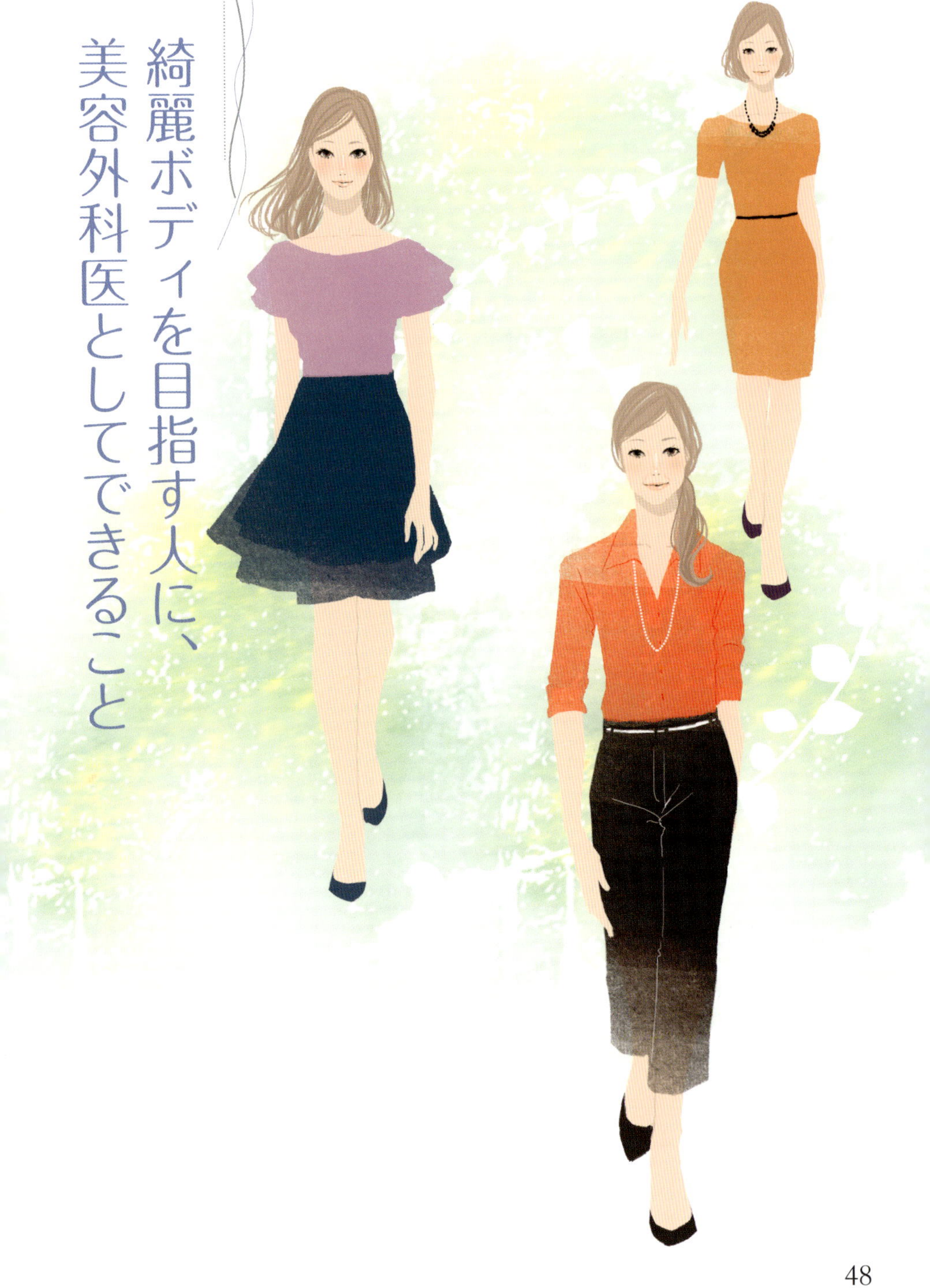

あらためて、身体づくりの大事さを知っておこう

目や頬など、顔の美容治療は私の得意とするところです。ただ、身体に関しては、美容外科的手段に頼るだけでなく、みなさんには、まずは運動やトレーニングをし、食生活や生活習慣を見直しながら、自分自身で変えていってほしいと、これまでもお伝えしてきました。若々しさや美しさは顔だけでなく、身体を含めたトータルなもの。バランスのとれた健康的な身体があってこそ、魅力はより増すのですから。

メッセージを発信し続けたい

寿命が延びているこの時代、肉体の老化を予防するアンチエイジングはこれからの美容医療の大きなテーマです。そして、顔だけでなく、身体づくりがとても大事だというメッセージを常に発信し続けることは、美容外科医としての私の使命でもあります。

そうしたメッセージが説得力をもつためには、自分がみなさんのお手本とならなければいけないのですが、それは私にとってもありがたいこと。何歳になっても魅力あふれる人がたくさんいる社会。そこに貢献できるだけでなく、私自身、いつまでも若々しく元気でいなければという前向きな意欲につながるのですから。

綺麗ボディのために
今からできること、始めてみませんか

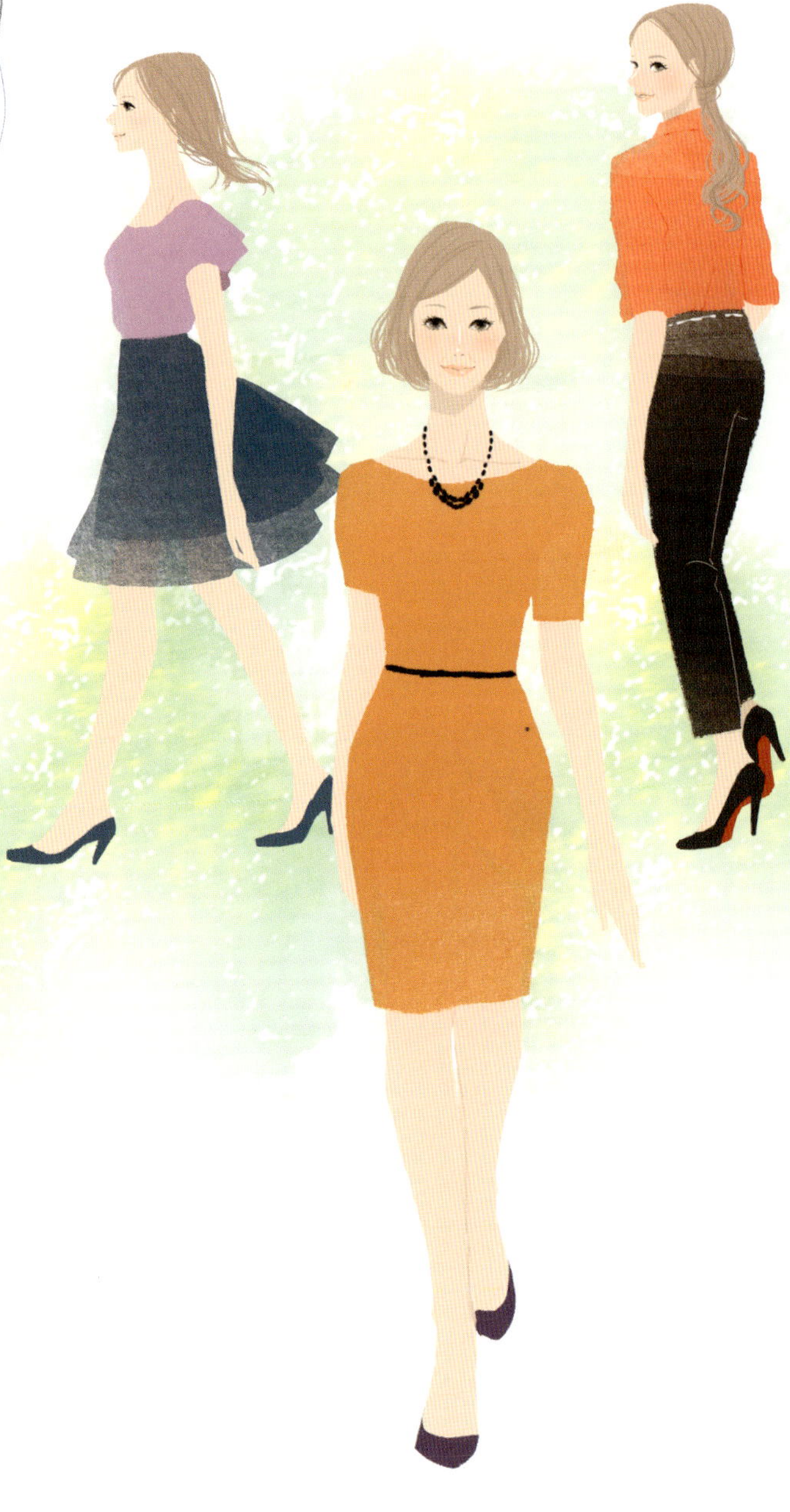

あきらめや自己暗示は禁物

綺麗ボディづくりは、たった今からでも始められます。筋肉はいくつになっても刺激に反応しますから、何歳であっても大丈夫。

高齢になるほど、結果が出るのに時間はかかっても、必ず、身体は変わります。

「いまさら体型を気にするなんて」「もう年だから無理」といったあきらめや自己暗示は禁物。それを言い訳に、努力を放棄しようとしていませんか？

歳を重ねても魂は老けない

心を自由にして、楽しいこと、素敵なことをこれからもどんどんやることを目指し、今日から身体づくりにいいことを始めましょう。そうして充実感、達成感を得られれば、身体にプラスのエネルギーが満ち溢れ、細胞も元気になって免疫力もアップ。これはアンチエイジングの極意でもあります。

私のクリニックに来られた70代の方で、「歳を重ねても魂は老けない」とおっしゃった方がいましたが、まさにその通りです。もちろん若い方も、そのまぶしいほどの若さを維持し、これからのアンチエイジングのためにも、身体にもっと関心をもってほしいのです。

「身体は変えられる」——。

綺麗ボディのための意識改革、まずはそこからスタートですね。

Dr.CUVOの
はみ出し
COLUMN

身体の「前面」ばかり使っていませんか？

私が通っているトレーニングジムで、トレーナーにこんな話を聞いたことがあります。それは「現代人の多くは、身体の『前面』ばかりを使っている」という話です。

あなたの、普段の生活を思い出してみてください。デスクに向かっての事務作業、スマートフォンの操作、機能的なキッチンでの料理……。生活の利便性が高まる中で、「高いところに置いたものを取る」といった動作が減っているのではないでしょうか。

トレーナーは、さらに「現代人は、肩の機能を十分に使用していない」とも指摘していました。言われてみれば、たとえば「腕を真上に挙げる」といった動作は、生活の中でほとんど必要がなくなっています。多くの人が、身体の前面にある筋肉ばかりを使っており、それが「五十肩」や「腰痛」「肥満」の原因になっているというのです。

身体の「側面」「背面」を意識しながらトレーニングを行えば、こうした弊害を防ぐことができます。筋力のバランスが改善することで、動作のキレが良くなったり、姿勢が美しくなったりと、嬉しい効果がたくさん得られます。

ただし、自己流でいくら鍛えても、鏡で確認できるのは主に身体の「前面」。トレーニングジムなどでアドバイスを受けるなど、客観的な指導を受けてみてはどうでしょう。

第2章

Dr. CUVOが教える「綺麗ボディ」のつくりかた

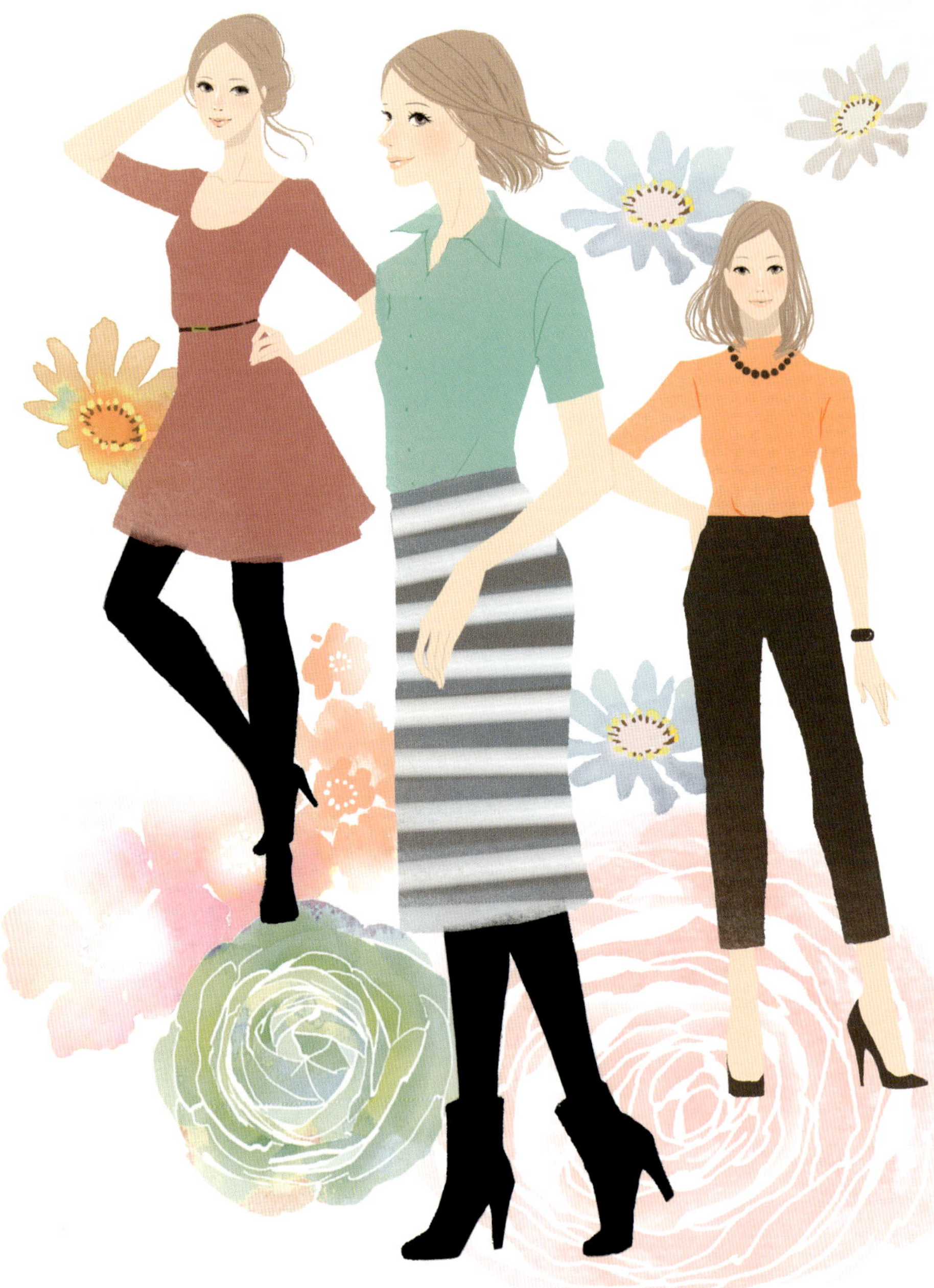

「綺麗ボディ」を目指すには毎日の積み重ねが、とても大切です

「美」をトータルに追求するなら身体を含めた若々しさを保つことが不可欠です。
適切な筋肉、均整のとれたボディライン。
血色がよく、はりのある肌。
はつらつとして、何事にも前向きに取り組むマインド。
外側だけでなく、内側からも輝きを放つ
「綺麗ボディ」を手に入れるには、どのような努力をすればいいのでしょうか。

これからご紹介するのは
私が日々実践しているトレーニングや
食事をはじめとするライフスタイルを
皆さんが取り組みやすいよう整理した独自のメソッド。
実践すれば、身体のみならず
ココロも美しく、前向きに変化していくはずです。

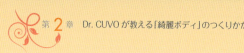

Part 1

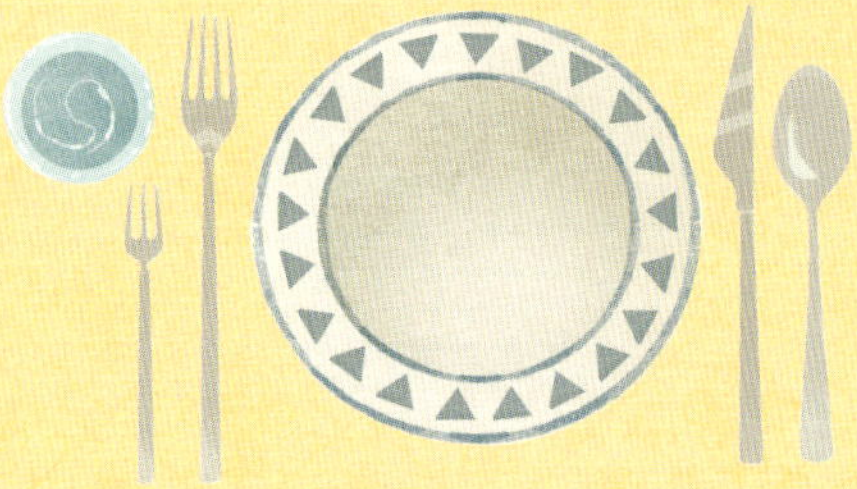

食とデトックス

「食」と「デトックス」はまさに表裏一体

身体づくりの基盤となるのは、「食生活」です。まずは「口に入れるものに関心を持つ」ことから始めましょう。

多くの品目をバランスよく食べることで、丈夫な内臓やはりのある肌、太りにくい体質を手に入れることができます。また、「身体にとって良いものを食べよう」という意識を持つことは質の高い、毒性のない食品を選ぶことにつながっていきます。

同じく大切なのが、老廃物を排出する「デトックス」。鍵を握るのは「肝臓」と「腎臓」です。

肝機能を強化することで、血行がよくなって代謝が高まり、他の内臓の機能も高まり消化が促進される、などの効果が期待できます。また腎臓は、血液中の老廃物を排出する働きをしているため腎機能を強化することで、体内にたまった毒素をデトックスすることができます。

適切な栄養素を含む食品をバランスよく「摂取」するとともに健康な内臓でスムーズに「吸収・消化」し、不要なものを「排出」する。「食べてから出すまで」の一連のサイクルを意識することは綺麗ボディを手に入れるための、最初の関門といえます。

まずは、いつもの食生活を見直すことから始めましょう

「摂取」から「排出」までのサイクルを意識するにはどのような食生活を実践すべきでしょうか。

野山で食べ物を探したり、水を汲んだり……、身体を使う生活をしていた時代のなごりから人間の身体には、「飢餓に備えて」蓄えるというメカニズムが備わっています。

一方、現代人の生活は便利になり、身体を使う必要がなくなりました。つまり、過剰に摂取した食べ物を、適切に消費する機会が失われています。

体内に過剰に取り入れられた食品は、備え（実は老廃物）として蓄積され内臓脂肪に、あるいはセルライトなどの皮下脂肪になっていきます。

本気で「綺麗ボディ」を目指すのなら自分が普段から、何をどれくらい食べているのかを客観的に見つめ直す必要があります。

人間の身体は、体型も体質も、一人ひとり異なります。身体にとって必要な、「適量の」食物がどれくらいの分量なのか、それをどのように摂取するのが最も効果的なのか。

大切なのは、ライフスタイルも含めた自分自身をトータルでとらえ、考えること。ご自身の食生活を、「主体的に」デザインしていきましょう。

次のチェック項目に、一つでも
当てはまるものがある方は要注意です。

- ☑ 肉類が好きで、よく食べる
- ☑ パンやごはんなど、「白い炭水化物」が好き
- ☑ 揚げ物など、油っこい料理が好き
- ☑ 甘いものを大量に食べることがある
- ☑ 「○○ダイエット」など、極端なダイエットをしている
- ☑ ドカ食い、大量食いをすることがある
- ☑ デパ地下やスーパー、コンビニの惣菜をよく利用する

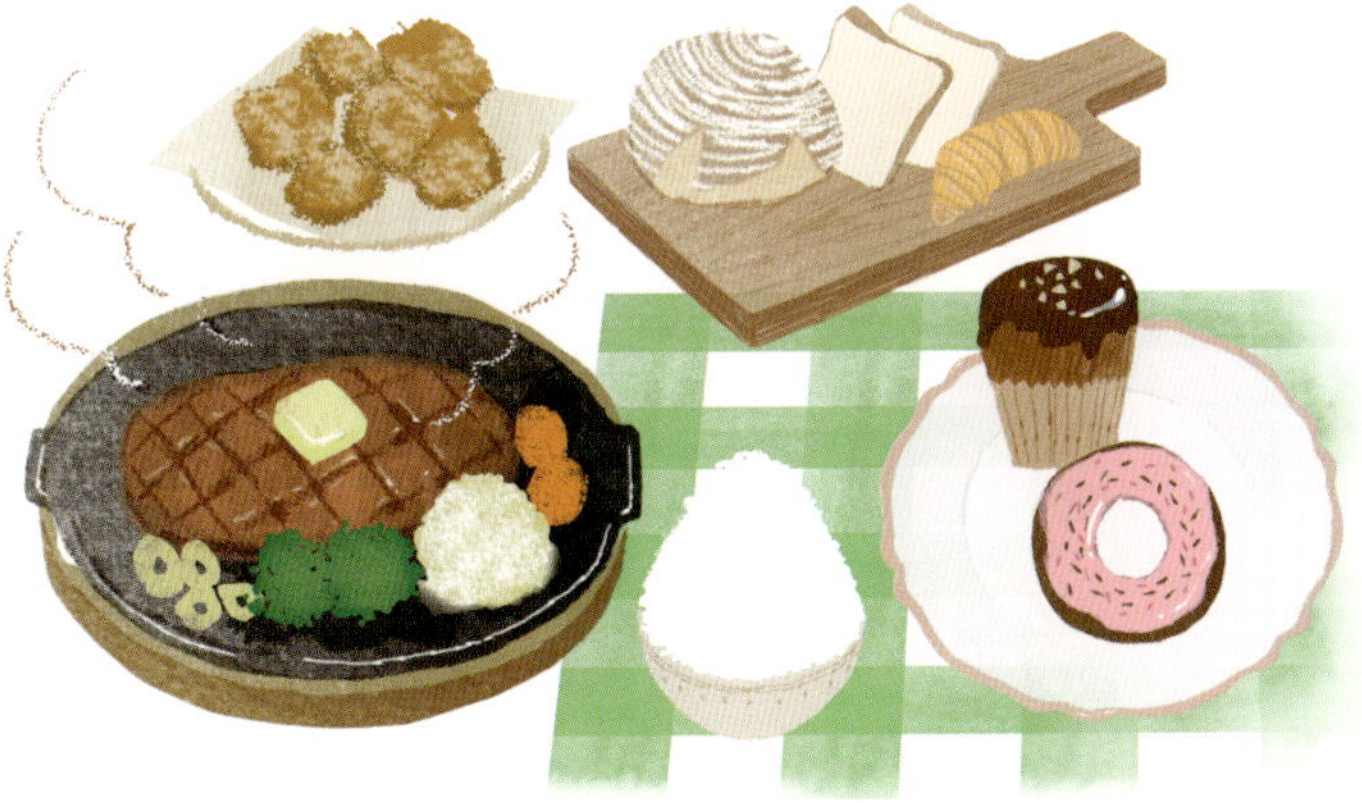

次のページから、「摂取」「消化・吸収」「排せつ」3つのサイクルに着目した食生活のメソッドをご紹介します。

サイクル1…摂取
吸収・消化
排せつ

理想的な「摂取」のために意識したい食材の選び方

「悪いものはなるべく口に入れない」という考え方

現代社会では、多彩な食材が手軽に手に入るようになった反面、農薬や防かび剤、添加物、遺伝子組み換えといった問題も増えています。有害な物質が体内に蓄積すると、身体の代謝機能が低下する原因になります。

産地や農法、保存や輸送に対する関心を持ち、質の高い食材を選びましょう。

お肉↓魚、植物性タンパクに置き換えを

肉類に含まれるタンパク質は、身体に欠かせない反面、とり方によっては腸内環境の悪化による便秘をまねき、大腸がんなどの病気の原因ともなります。また、肉類の脂肪は、とりすぎると肥満の原因になっていきます。

より健康的にタンパク質を摂れる、魚や植物性のものに置き換える努力をしましょう。

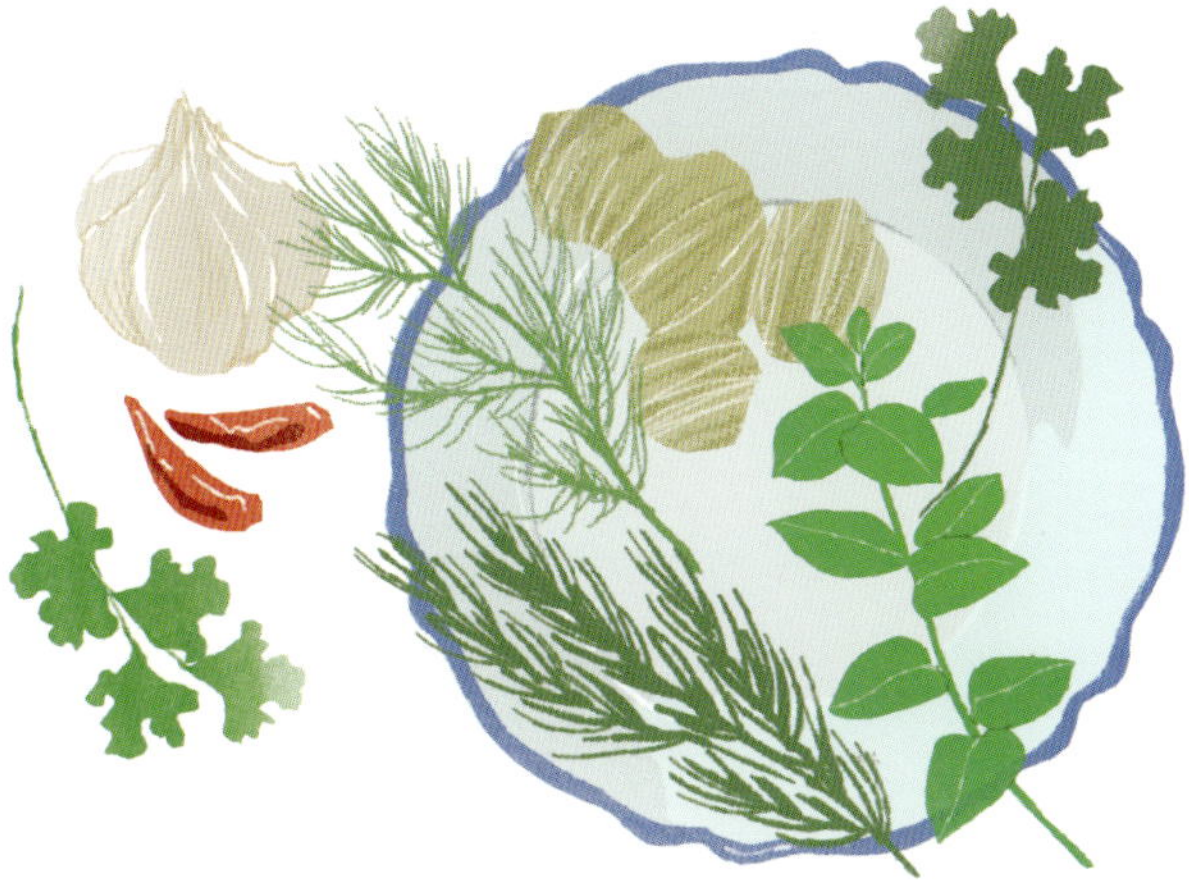

ハーブ類やニンニクを食事に取り入れる

バジルやオレガノ、フェンネルなどのハーブ、ニンニクやショウガなどの香味野菜は、デトックス効果が高いことで知られています。

フレッシュなハーブが理想ですが、乾燥ハーブや香味野菜を料理に使ったり、デトックスティーとして取り入れるのもよいでしょう。

※飲料については、64～65ページでもご紹介しています。

理想的な「消化・吸収」のために実践したい、食のスタイル

自分で調理することで、美への意識を高める

3つのサイクルを意識しながら、食材を選び、組み合わせを考え、調理する。自炊は、美への意識を高めるのに最適な作業です。

キッチンに立って、調理の手順を考えながら身体を動かすことは、脳を活性化させ、心身のアンチエイジングにもつながります。

最初に食べるのは、野菜やフルーツ

野菜を先に食べることで、血糖値の急激な上昇を抑え、糖分を脂肪に変えるインスリンの分泌を最小限にすることができます。

また、野菜やフルーツは消化がよいため、先にとることで胃の負担を減らし、その後に食べる炭水化物や肉・魚類の消化をスムーズにします。

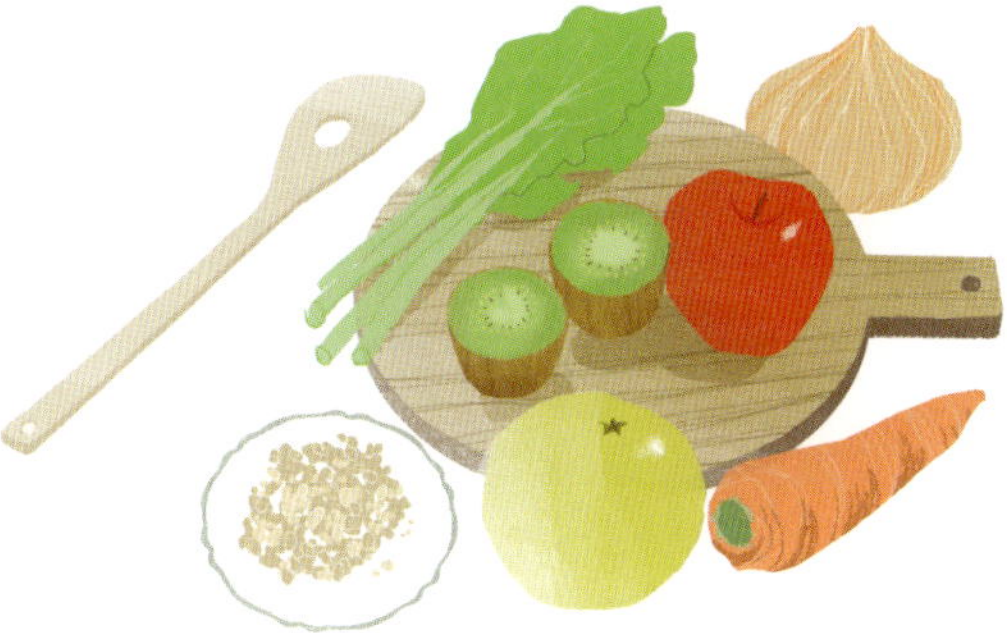

「糖質コントロール」のための考え方

巷で流行している、炭水化物をとらない「糖質制限ダイエット」。

一面では有効ではあるのですが、炭水化物を完全に絶ってしまうと脳に必要な糖分が行きわたらず、思考力やメンタルに影響を与える可能性があります。

完全に炭水化物をとらないのは行き過ぎ。ごはんやパンなどの「白い炭水化物」を最小限にする「糖質コントロール」を実践するのが理想的です。

以下に、「糖質コントロール」の実践例を示しました。ご自身のライフスタイルや、トータルでの栄養バランスなども考慮しながら、実践してみてください。

●ごはん、パン → 減らす。（今までが「2杯」なら「1杯」に、「1杯」なら「半杯」に、など。適量は個人で異なる。）

●白いパンや食パン → 「玄米ごはん」「こんにゃく製品」「全粒粉や雑穀のパン」に置き換える。

●パスタ → 「米粉パスタ」、うどん・そばを「しらたき」や「こんにゃくなどを利用した麺」などに置き換える。

※置き換えても「満足感」があることが大原則。

摂取

吸収・消化

サイクル3…排せつ

スムーズな「排せつ」のために心がけたい、食習慣

肝機能を高める食材を摂ろう

人体の代謝の多くは、「肝臓」がつかさどっています。肝機能を強化するには、バランスのよい食事をとることが大前提。その上で、シジミやイワシ、タコなどの「タウリン」が豊富な魚介類や、ビタミンが豊富な野菜を積極的にとりましょう。

効果的に水を飲むのも大切

老廃物の排出、体液の調節、必要な栄養素の吸収……。人体にとって、水は重要な役割を果たしています。水を適切に飲むことで、全身の代謝が高まり、余分な脂肪の除去が促される効果が。さらに、腎臓の機能が強化され、顔や身体のむくみが改善されていきます。

個人差はありますが、1日あたり1.5リットルの水を飲むのが理想的といわれます。

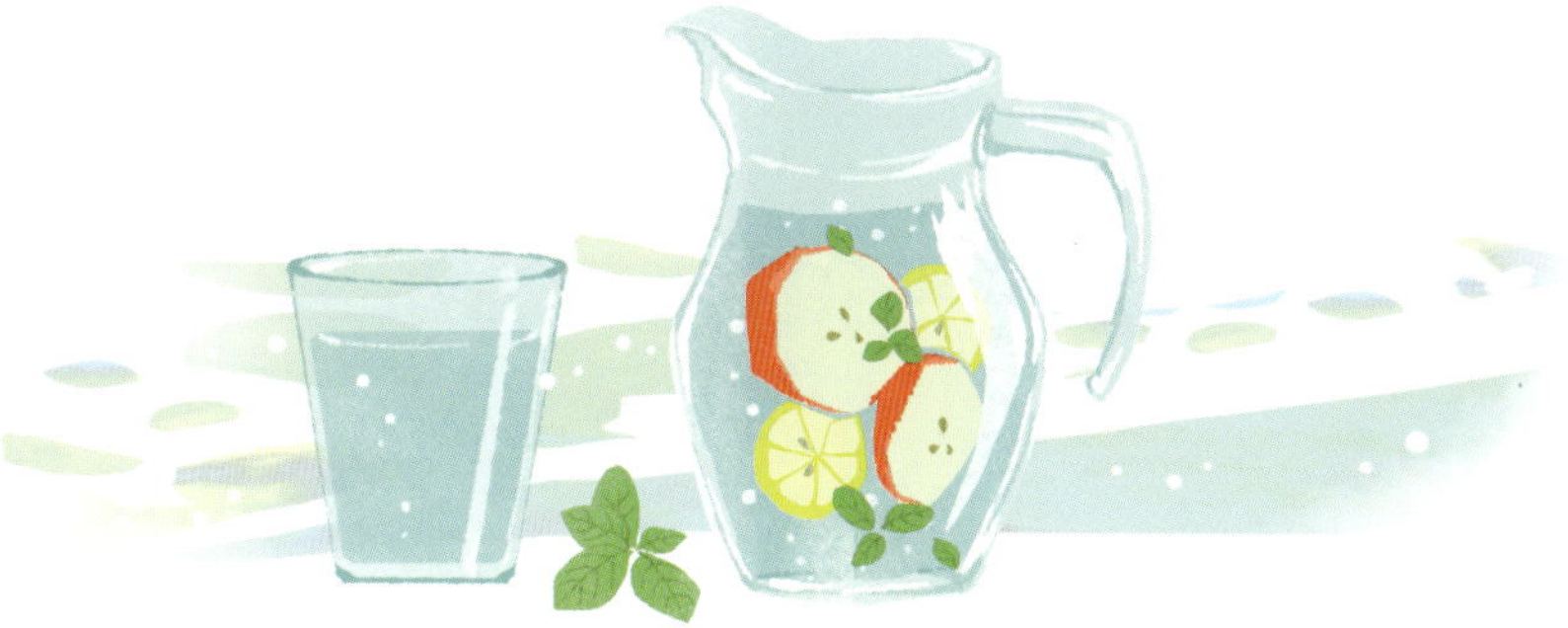

デトックス効果の高い飲料とは

緑茶や紅茶、ウーロン茶には、「利尿作用」「脂肪燃焼効果を高める」「代謝をよくして身体のむくみをとる」などの効果があります。

カフェインレスコーヒーとして知られるダンデライオン（たんぽぽ）や、エルダーフラワーなどのハーブウォーターを飲むのもおすすめです。

デトックス効果の高い飲料の例をご紹介します。無農薬などの、質のよい食材を選んでお試しください。

ショウガ紅茶

身体を温め、血行をよくし、脂肪を燃焼させる効果があります。生のショウガをすりおろしてすぐに紅茶に加えるのがポイント。すりおろして時間がたったショウガや、チューブ入りなどの市販品は酸化が進み、有効成分が減少している可能性があるからです。

リンゴとレモンとミントのデトックスウォーター

皮ごと輪切りにしたリンゴとレモン、さらにミントを器に入れて好みの水を加え、冷蔵庫で2時間〜一晩おくだけで完成です。リンゴに含まれる水溶性の食物繊維が腸内環境を整えるほか、レモンの利尿作用、ミントの毒素を排出する作用が期待できます。

やむをえず「今夜は外食」そんなときに、気をつけたいこと

たまの外食ならＯＫ、問題は「どう取り戻すか」

家族のお祝いごと、仕事先での会合など……、時には、日ごろの節制を忘れて美味しいものをいただくのもよいでしょう。人間関係のメンテナンスや、ストレス発散など、外食には利点もたくさんあります。

大切なのは、トータルバランスです。何をどれくらい食べて、飲んだのかを、きちんと把握すること。はめを外した分をどう取り戻すか、自分自身で考えること。

トータルで「帳尻を合わせる」努力が、綺麗ボディを目指すためには欠かせません。

後悔よりも、行動することが大切です

食べ過ぎてしまった、または飲み過ぎてしまった後、あなたはどんな風に過ごすことが多いですか？　ぱんぱんになったおなかや、ずきずき痛む頭を抱えながら「あんなにたくさん食べて（飲んで）しまった……」などと打ちひしがれていませんか？

そんな後悔は、今すぐにやめてしまいましょう。そして、「楽しかった分、今日からまたがんばろう」と自分自身の生活を、デザインし直していきましょう。

このような意思の力を持つことが、「綺麗ボディ」への近道なのです。

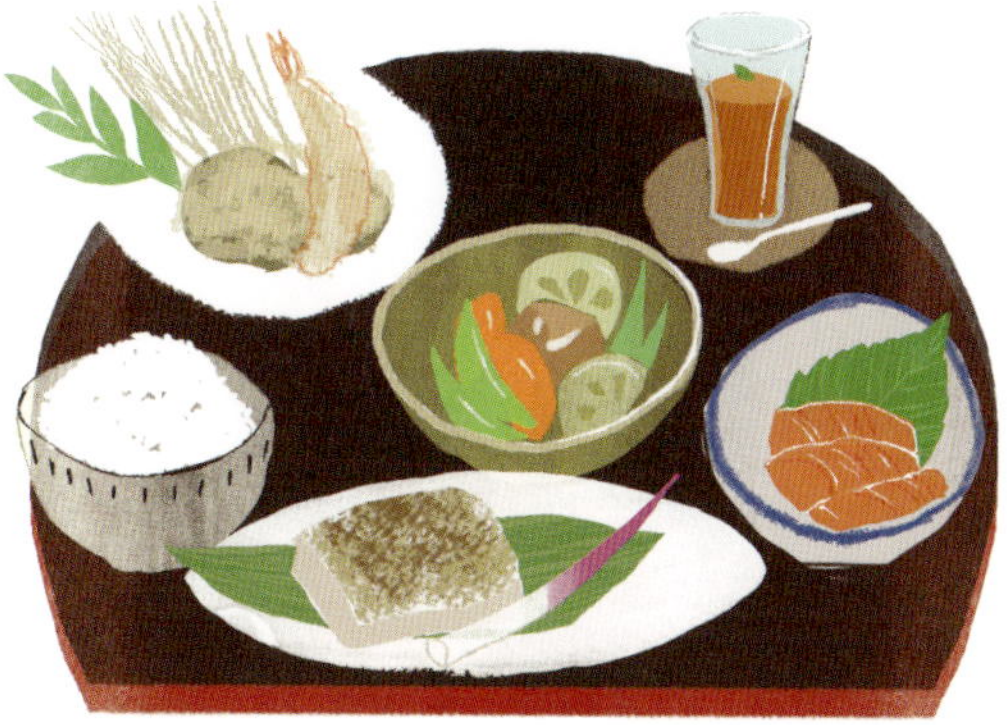

肉類よりも、魚介類

肉類に比べ、魚介類はカロリーが控えめ。海鮮レストランや寿司店などは一つの選択肢に。

洋食・中華よりも「和食」

中でも手作り豆腐、手打ちの蕎麦・うどんなどの店は良質な水を使用している可能性が高く、おすすめです。だしのうまみで、塩分も控えることができます。

ダブル炭水化物、トリプル炭水化物に注意

「肉じゃが」「フライドポテト」「ぎょうざ」に「シューマイ」、締めは「焼きそば」に「焼きうどん」？　安価が売り物の居酒屋では、安くお腹いっぱいにさせるために麺類や芋類など、炭水化物中心のメニューが多くなっています。

タンパク質や野菜を使ったローカロリーのメニューを選び、バランスよく食べる努力をしてください。

ダイエットに特化したレストランを選ぶ

メニューにカロリーを表示しているレストランや、「低糖」「低カロリー」などを謳ったダイエットレストラン、グルテンフリーレストランなどを上手に利用しましょう。

お酒、タバコ、コーヒーや紅茶……「嗜好品」はどうしたらいいの？

栄養分ではなく、ココロの健康のために楽しむもの

嗜好品とは、味や匂い、高揚感を楽しみ、リラックスするために口にするもの。お酒やタバコ、コーヒーや紅茶などが該当します。

人体にとって不可欠なものではありませんが、メンタルの健康を保つために重要な働きをしているといえます。

ダイエットするなら、禁酒・禁煙が必要？

もちろん過度の飲酒や喫煙は、健康を損なうため慎むべきです。

ただ、人体には有害物質を取り除くデトックス効果が備わっているため常識の範囲で嗜好品を口にするのなら、心配する必要はありません。

生活に悪影響を及ぼしている場合は、要注意

「タバコをやめると間食してしまうので、禁煙できない」

「お酒を飲むときは、つい食べ過ぎてしまう」

このように、嗜好品が生活に悪影響を及ぼしているケースでは、専門の医師に相談するなど、改善が必要です。

「食とデトックス」について
関心をもつことで、
嗜好品を摂取する量も
自然に減っていくはずです。

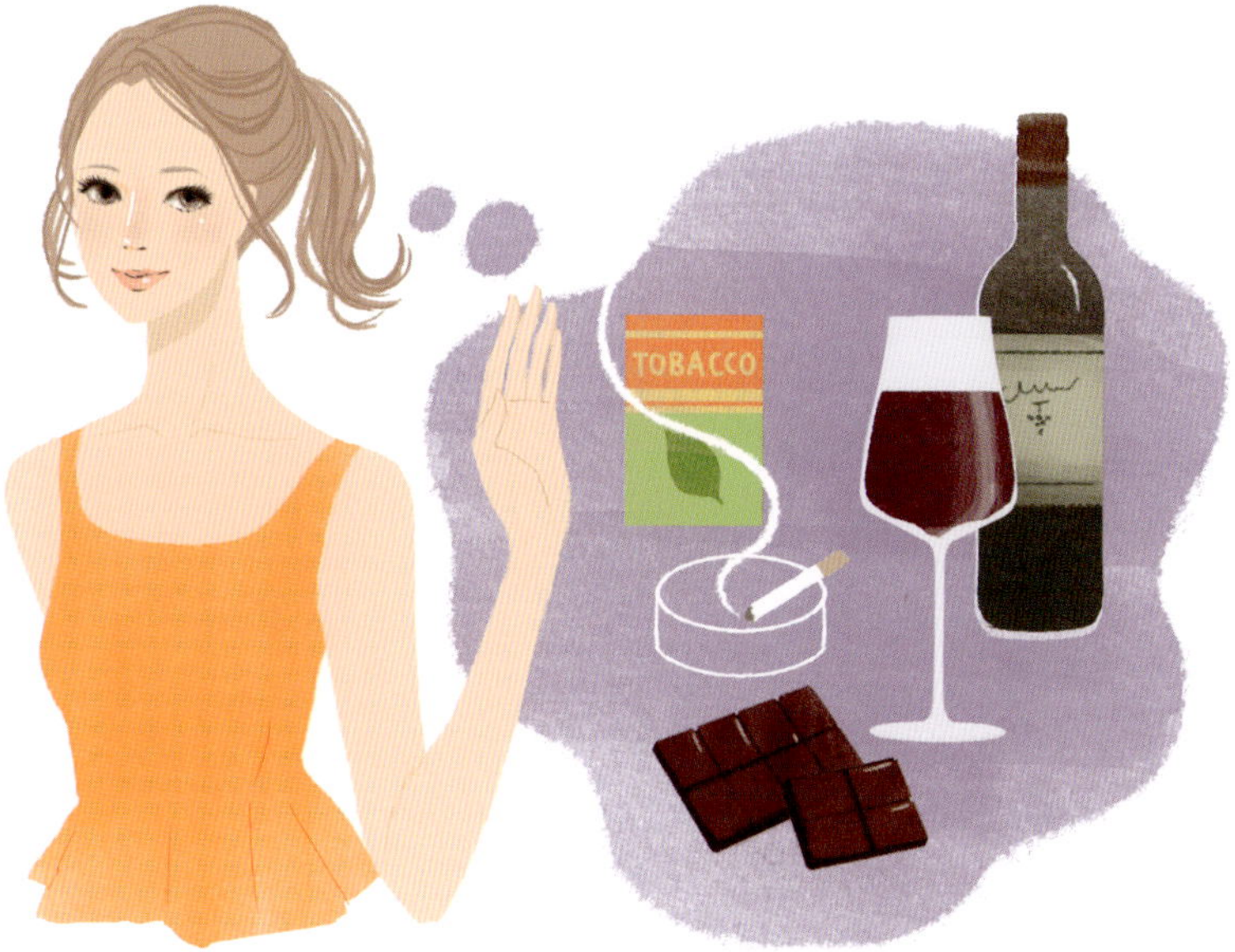

嗜好品も、「口にするもの」「体内に入るもの」

日々「食とデトックス」を意識することで少しずつ綺麗ボディに近づいていく

ダイエットには「これで終わり」というゴールはありません。綺麗ボディを目指すなら、毎日の生活の中でよりよい「食」と「デトックス」を意識し続けることが必要です。

自ら学び、考えるプロセスもとても大切です。たとえば、食材についての知識を、書物などを通じて学ぶこと。スムーズな調理のために、手順を考えること。「昨夜は外食だったから、今日は食事の量を抑えよう」などと、自分自身の生活をコントロールすること。

脳を活性化させ、心身のアンチエイジングにつながるこうした努力を、日々忘れないようにしてください。

Part2では、綺麗ボディを
めざすために不可欠な
「エクササイズとトレーニング」について
ご紹介します。

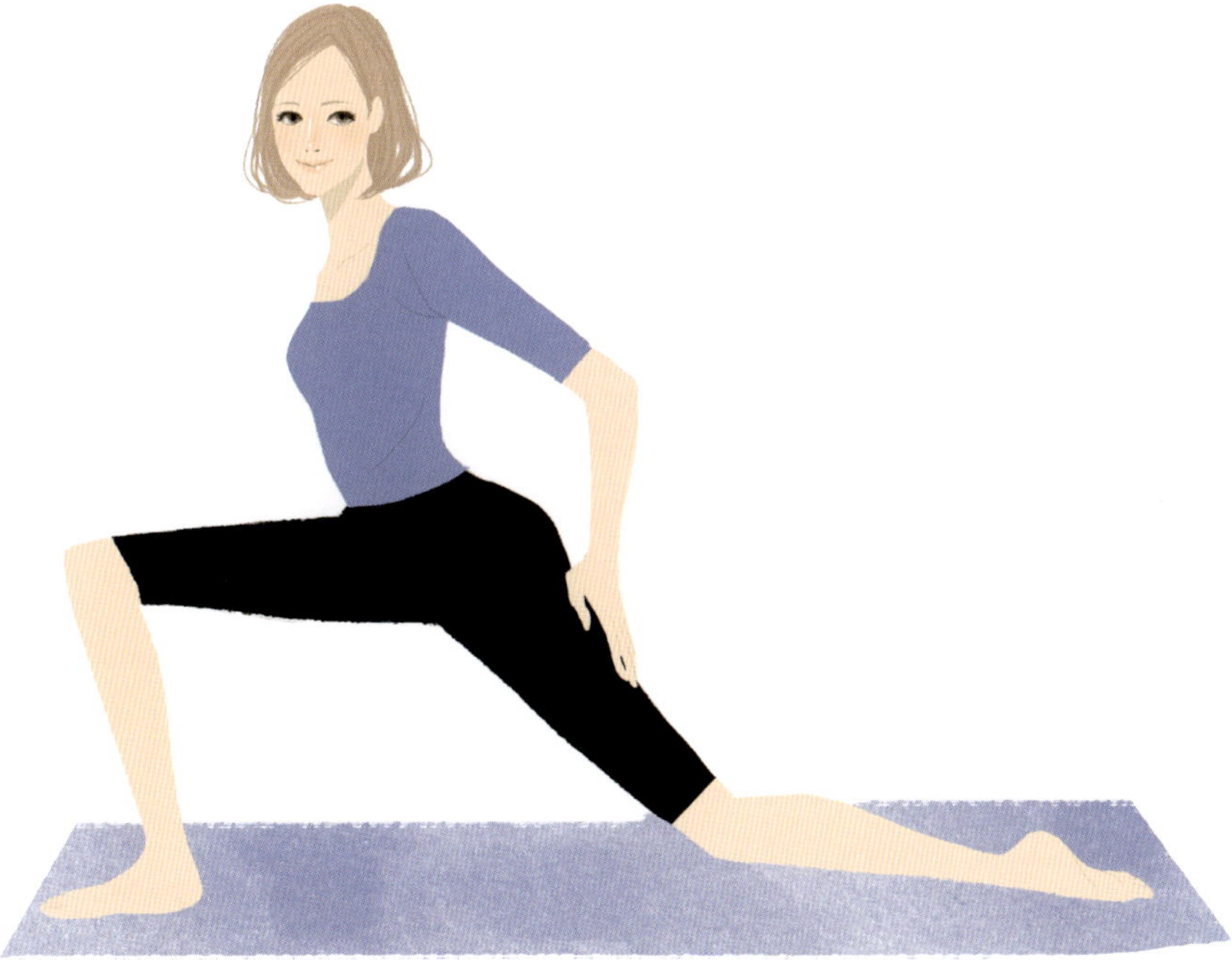

Part 2

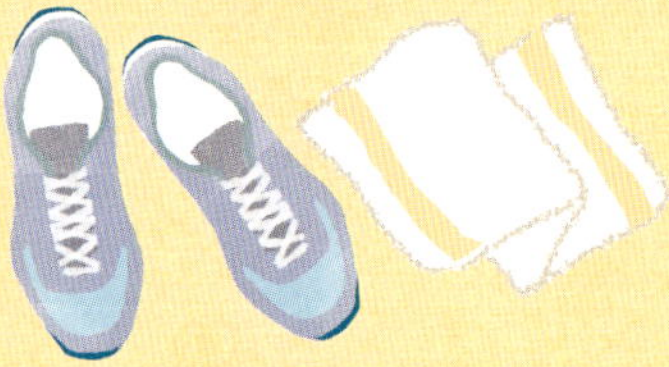

エクササイズ
と
トレーニング

ダイエット、アンチエイジングを目指すなら毎日の運動は不可欠

「食」と「デトックス」を考えると同時にぜひ取り組んでほしいのが、毎日のエクササイズです。

便利な環境に「甘えて」暮らしていると、身体はたちまち運動不足に陥り、余計な脂肪を溜め込むことになります。

身体を動かすことで、余分な脂肪が筋肉に置き換わり基礎代謝量が上がって、太りにくい体質になっていきます。また、血流がスムーズになり、冷えやむくみなどが解消されます。関節の可動域が上がり、動作そのものがスムーズに、美しく見えるようになります。

仕事の空き時間や家事のあいまにできる運動のメソッドをいくつかご紹介しましょう。

●**エクササイズ**＝健康づくりや体力づくり、ダイエット目的に行う軽い運動

●**トレーニング**＝より高度な、鍛えるための運動

の2種類から構成されています。

まずは「エクササイズ」から始め、慣れたら「トレーニング」を加えてトータルで取り組んでみてください。特に男性には「トレーニング」のメソッドがおすすめです。

1週間、2週間、続けることで、身体は確実に変化します。

運動は、最も効果が高いアンチエイジング法
上手・下手を気にしない

脂肪を燃焼させ、適正な筋力がつき、免疫力がアップする……。

運動には、身体にとって嬉しい効果がたくさんあります。身体を動かすことで、脳下垂体から成長ホルモンが分泌され皮膚や髪なども美しくよみがえります。

さらに、気持ちよく身体を動かすことでストレスが解消されるなどメンタル面への好影響も指摘されています。

自分のための運動です。スポーツや勝負ごとのように、技や記録を誰かと競うのではなく、運動をする前と後の、「自分の心身の変化」に耳をすませましょう。

そのためにも、できるだけ静かな、集中できる環境で行うこと。身体の不調を感じたら一時休止するなど、自分のペースで行うのも大切です。

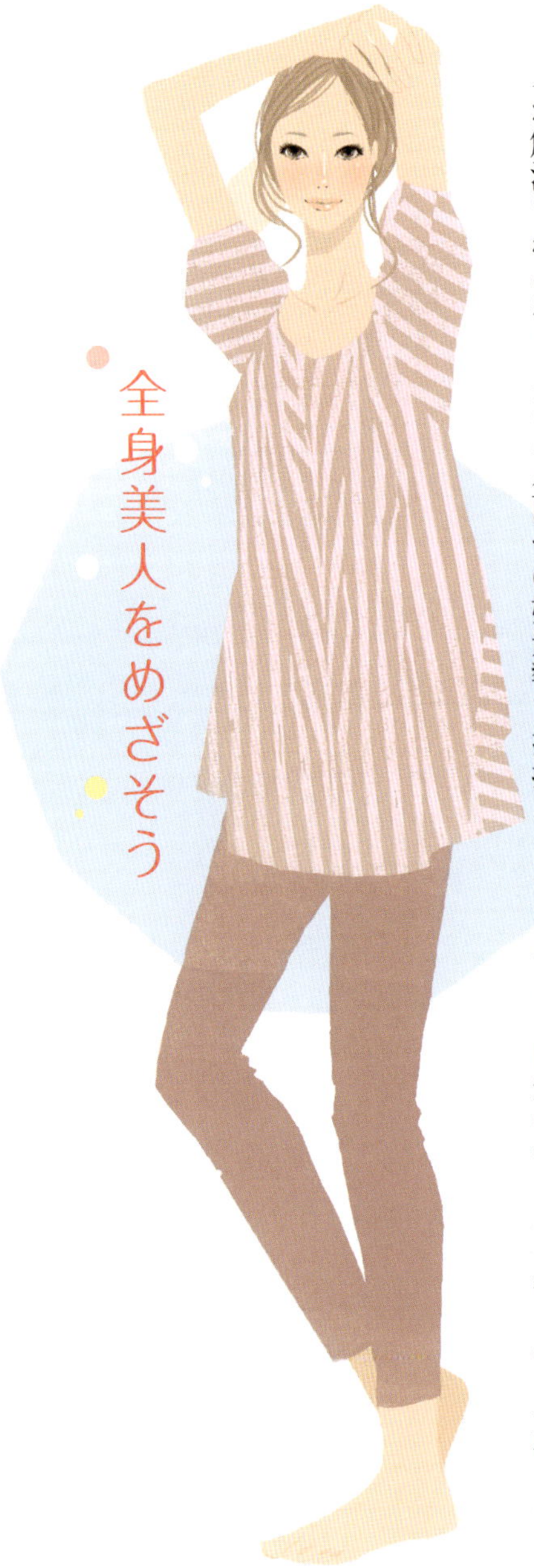

基本となる「呼吸法」

鼻から吸って鼻から吐き出す「腹式呼吸」をマスター

ここでご紹介するのは、ヨガの基本の一つである「腹式呼吸」の方法。「鼻から」吸って、「鼻から」吐き出すのがポイントです。

鼻で呼吸することで、鼻毛が天然のフィルターとなって空気をろ過してから体内に取り込むことができます。

口での呼吸は、汚れた空気を喉からそのまま身体に取り込むことに。また口呼吸を続けていると、顔の筋肉が緩み、たるみが出やすいともいわれます。

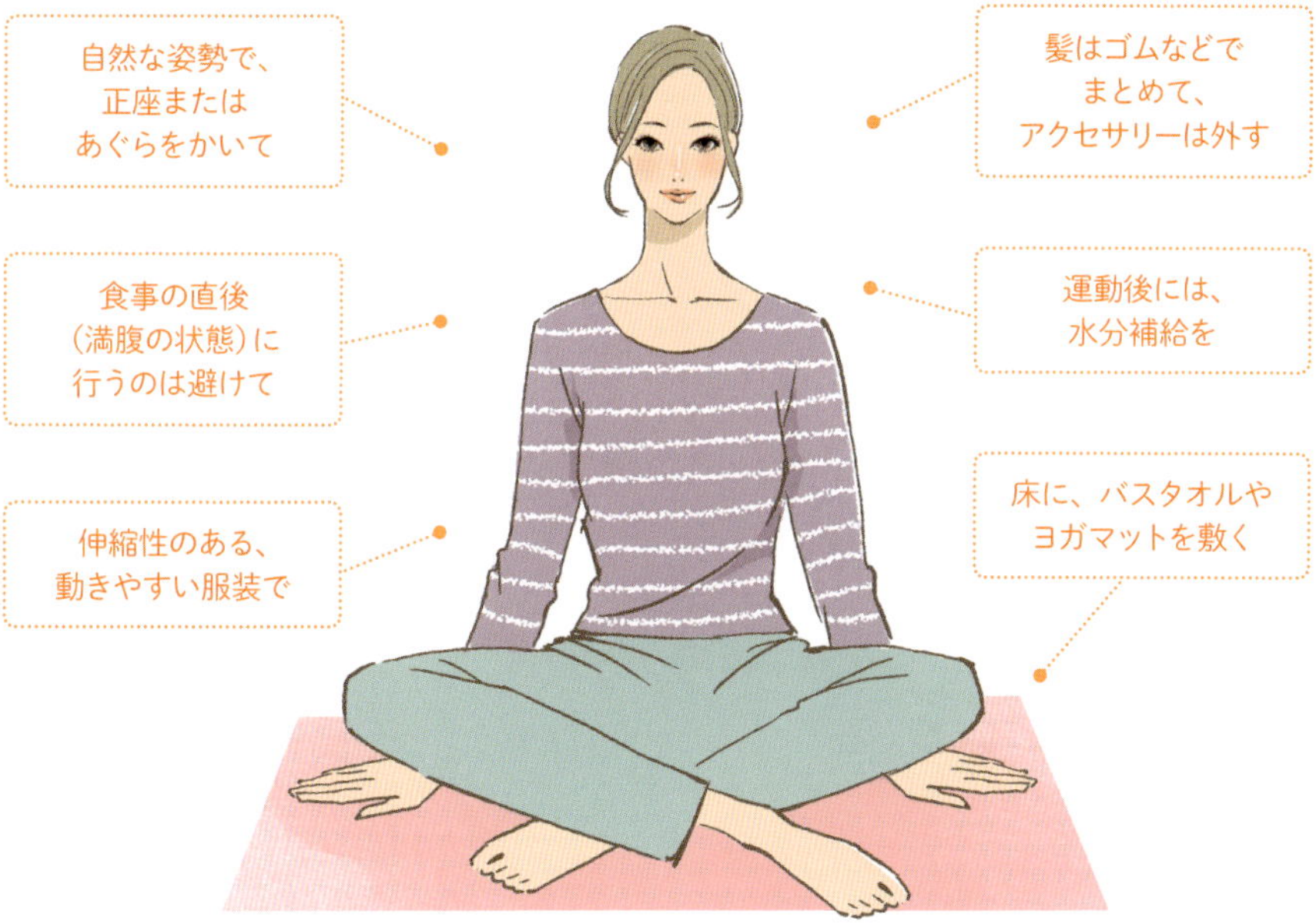
自然な姿勢で、
正座または
あぐらをかいて
食事の直後
(満腹の状態)に
行うのは避けて
伸縮性のある、
動きやすい服装で
髪はゴムなどで
まとめて、
アクセサリーは外す
運動後には、
水分補給を
床に、バスタオルや
ヨガマットを敷く

代謝を高める呼吸法

吸う時は、お腹をゆるめ、ふくらませるように。吐く時は、ゆっくりと、お腹をへこませながら吐ききります。
正しい呼吸を実践することで、自律神経の流れが整い内臓の働きが活発になります。身体が内側から温まり、代謝がアップ。むくみや冷えが改善する、肌がきれいになる、などの効果が期待できます。

Dr.CUVO的エクササイズ

ヨガのメソッド 1 ねじりのポーズ

気持ちよく「ねじる」ことで

身体を温め、便秘を解消

座った姿勢のまま、身体を左右にねじっていきます。
身体を温め、発汗を促す効果に加えて、腸の働きを活性化させ、
便秘を解消する効果もあります。
ゆっくりねじっていって、「気持ちいいな」と感じるところから
ちょっとだけ先を目指しましょう。

1

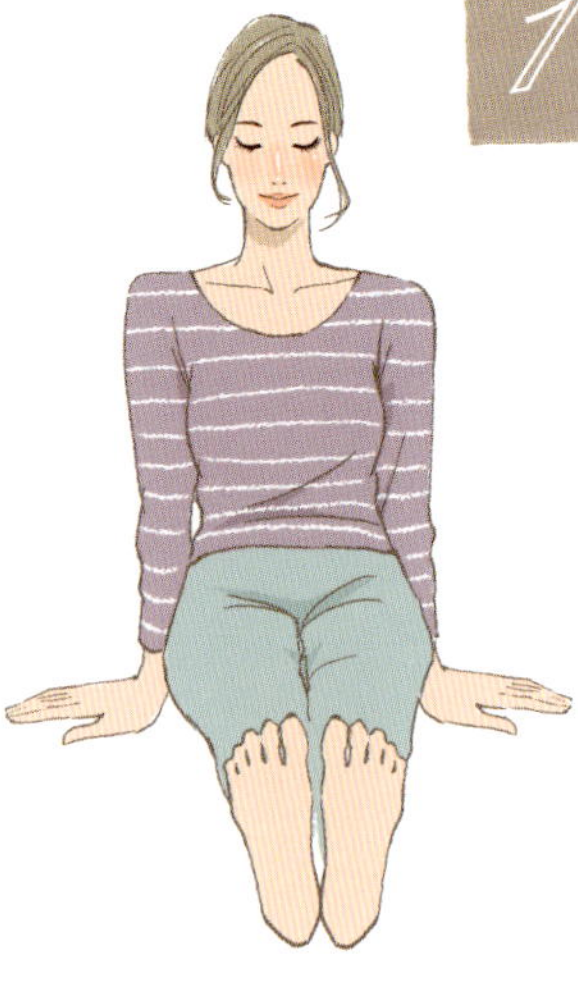

両足を伸ばして座った姿勢（長座）から。両手を床につけ、背筋を伸ばします。

2

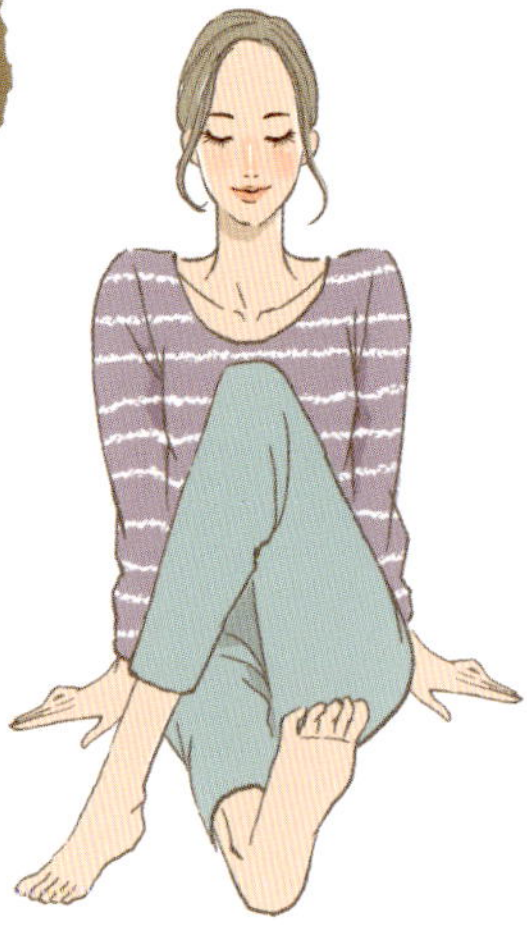

左ヒザを立て、伸ばした右足にクロスさせます。両手は床につけ、身体は正面を向いたまま。

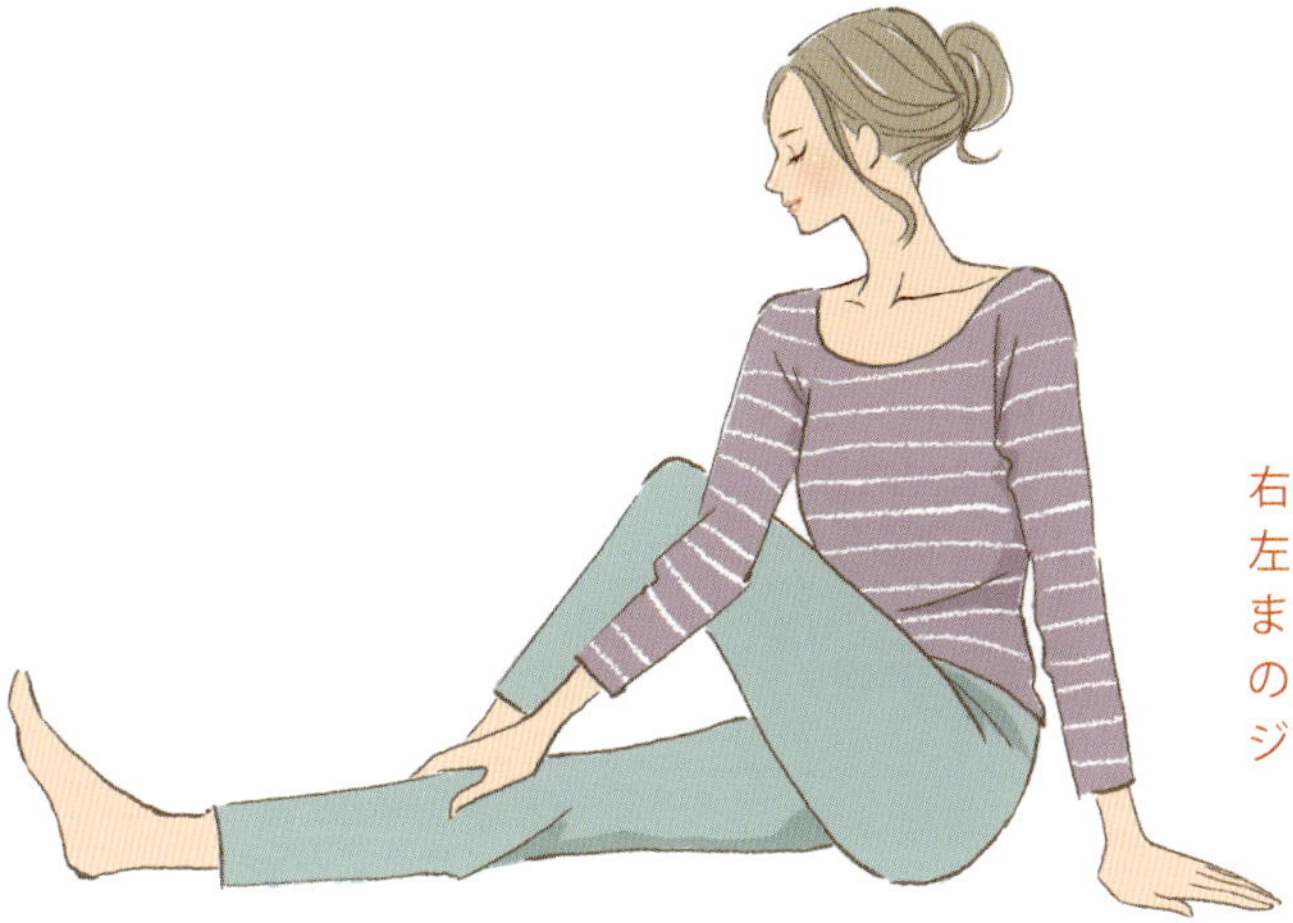

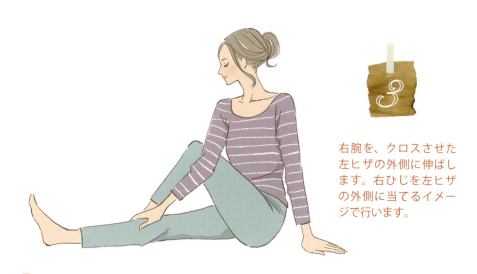

3

右腕を、クロスさせた左ヒザの外側に伸ばします。右ひじを左ヒザの外側に当てるイメージで行います。

ポーズをやり終えたら、ねじりをゆっくりと解きます。上体を正面に向け、腕をもとの床の上に置きます。背中はまっすぐに伸ばしたまま、肩の力を抜いてリラックス。休息し終えたら、反対側も同じように行いましょう。

4

ゆっくり息を吐きながら、上体を左にねじります。背骨を伸ばし、鼻呼吸を行いながら5～10秒間キープ。

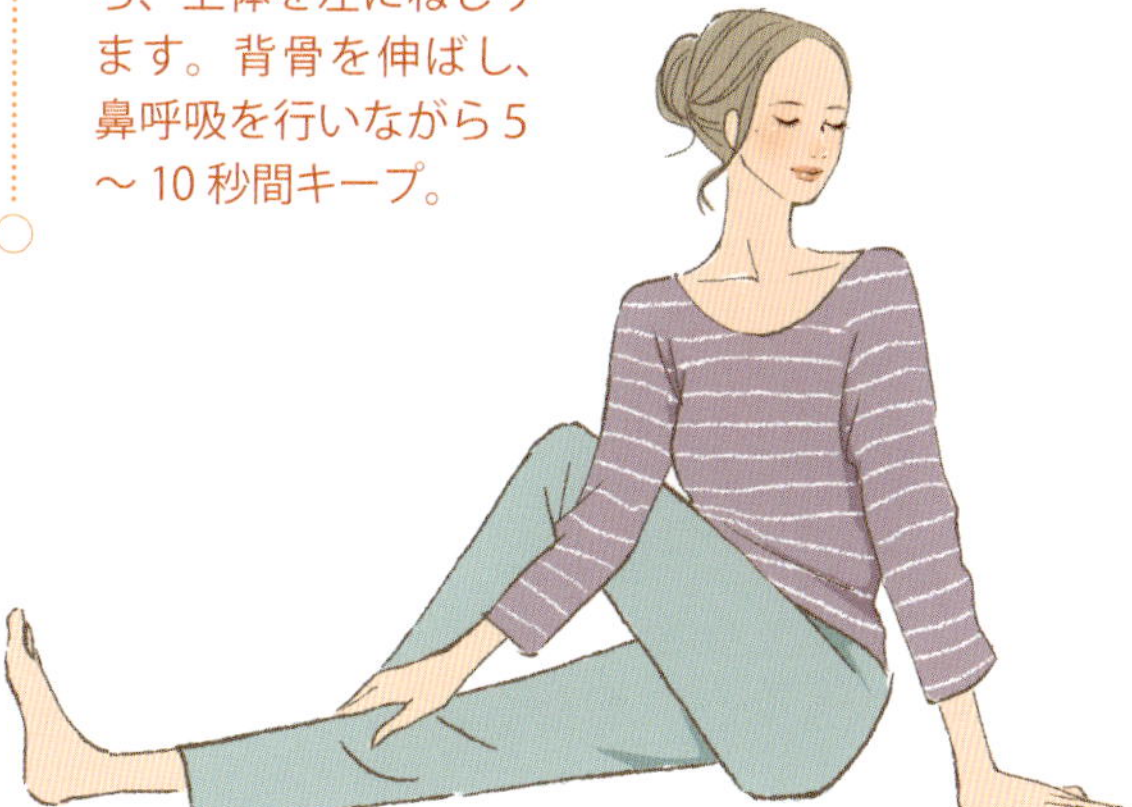

Dr.CUVO的エクササイズ

ヨガのメソッド 2 三角のポーズ

身体の側面を鍛えるポーズ

消化器官の活性化も

立った姿勢で、上半身をダイナミックに動かすことで
日常生活ではなかなか動かさない「体側」の筋肉を刺激。
骨盤のずれを整え、ボディラインを引き締めるとともに
内臓の機能を高めて、便秘を解消する効果も期待できます。

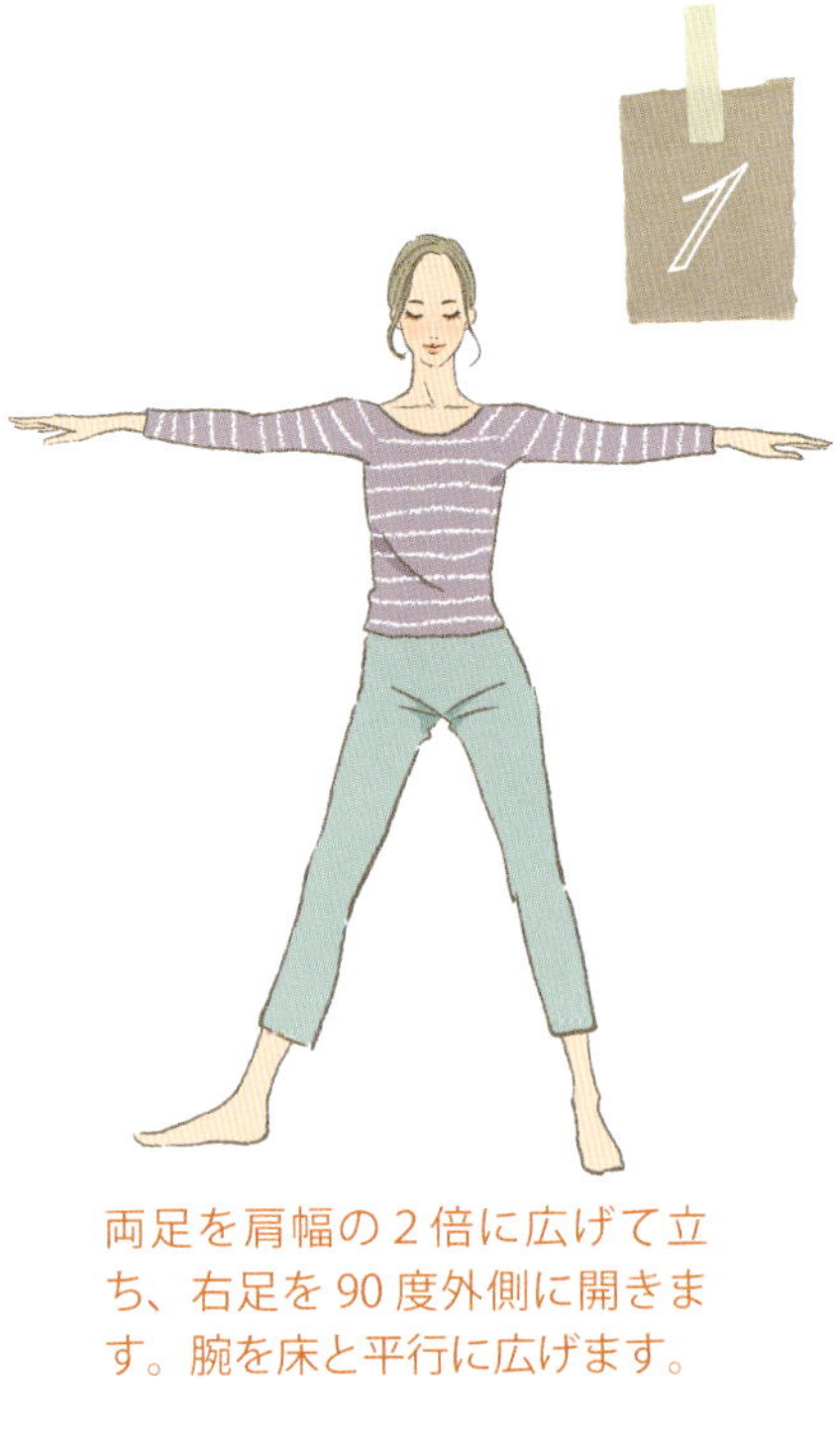

両足を肩幅の2倍に広げて立ち、右足を90度外側に開きます。腕を床と平行に広げます。

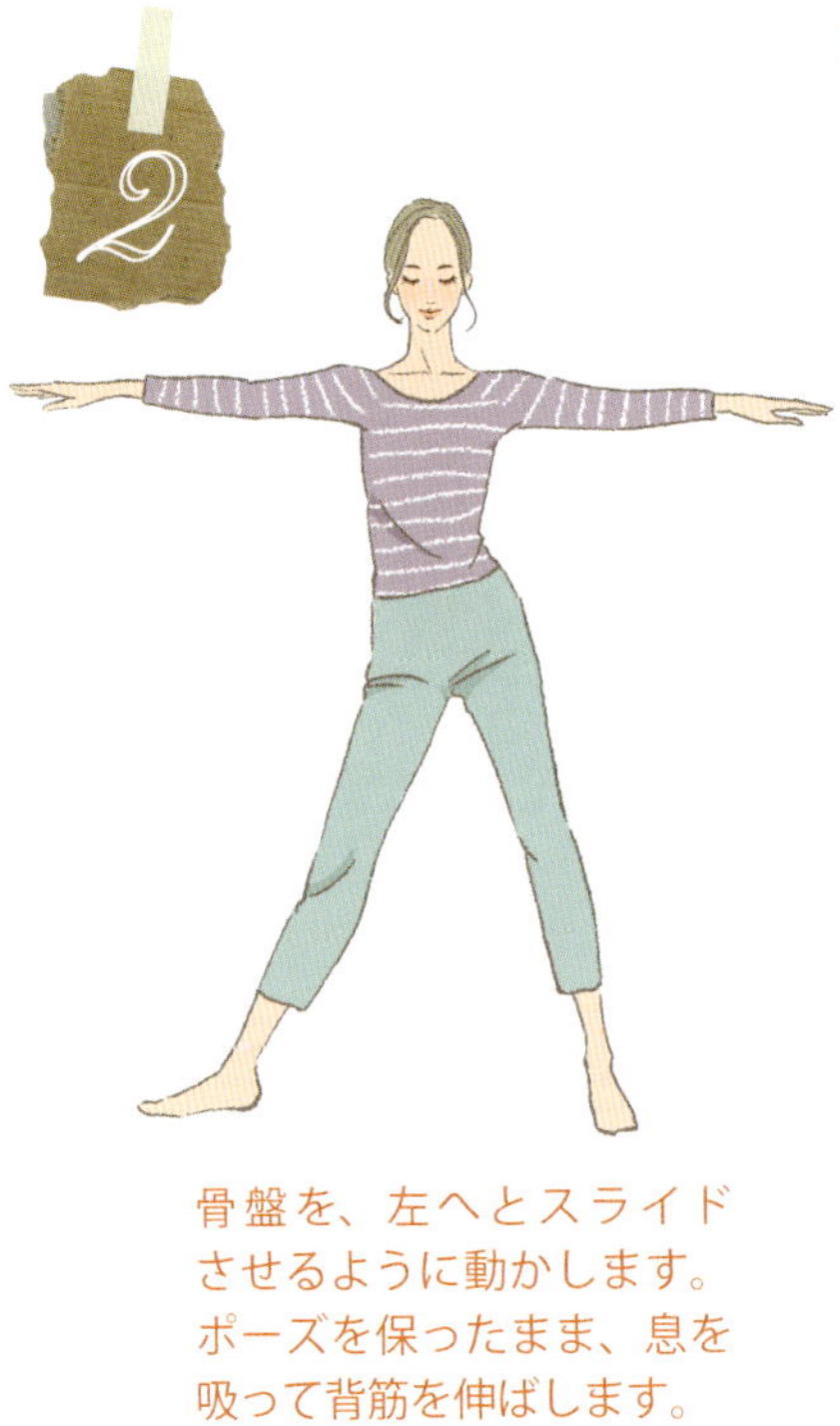

骨盤を、左へとスライドさせるように動かします。ポーズを保ったまま、息を吸って背筋を伸ばします。

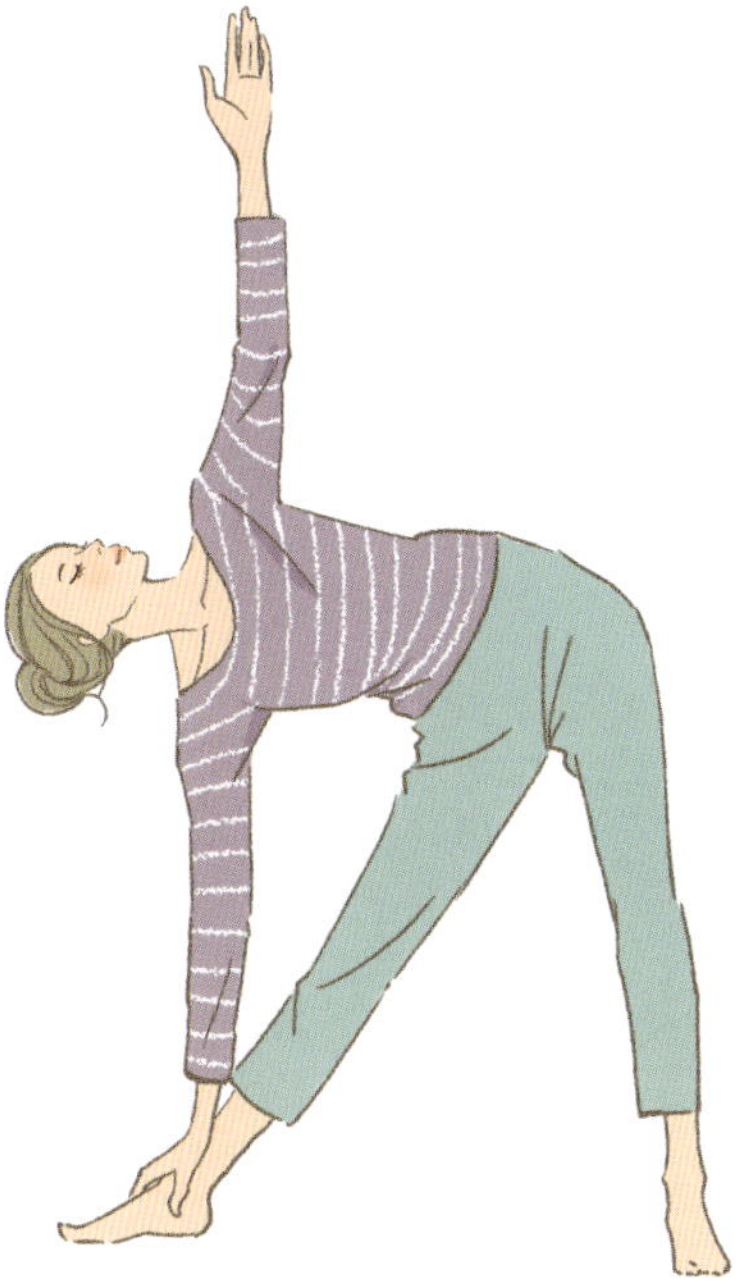

3

鼻から息を吐きながら、上体を右へ倒し、右手を足首～すねのあたりに置きます。前傾しないように注意。

一連の動きをやり終えたら、まっすぐに立った状態で、自然に呼吸しながらリラックスしましょう。身体を休めたら、反対側も同じように行います。上体を倒す際には、どうしても前に倒れがちです。横から見てまっすぐに倒すのを忘れずに。

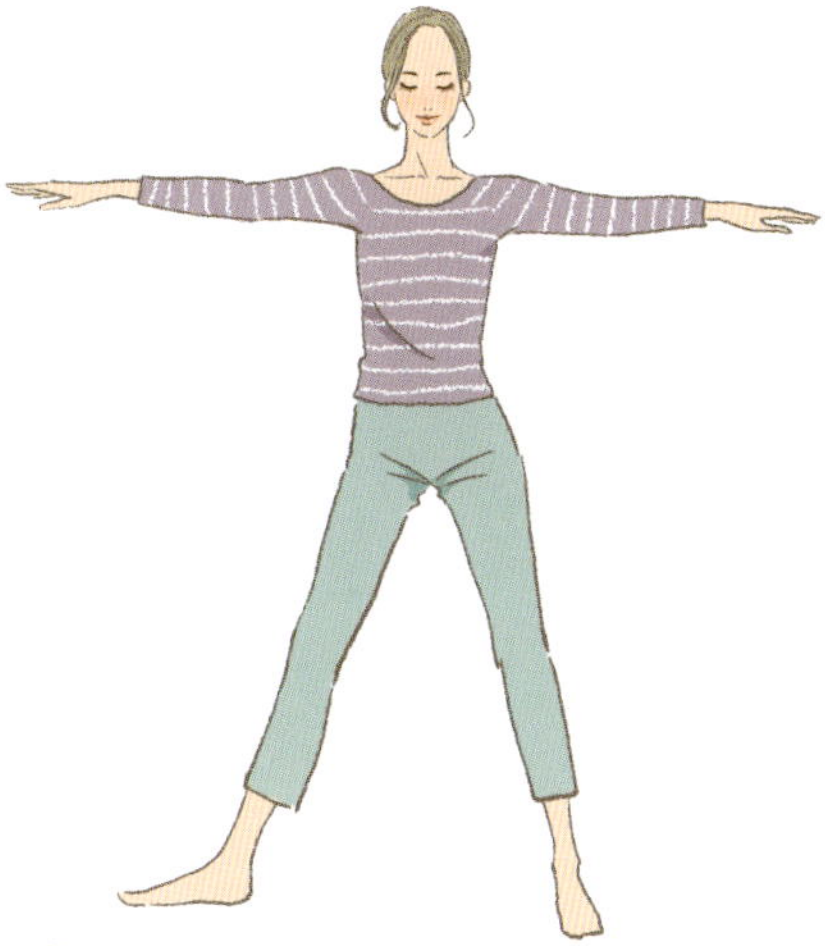

4

5～10秒間キープした後、ゆっくりと息を吸いながら上体を起こし、腕を広げたポーズに戻ります。

{ Dr.CUVO的エクササイズ }

ヨガのメソッド ③ 英雄のポーズ

呼吸器官の機能をアップし
背中やお尻、二の腕を引き締める

立った姿勢から、下半身と上半身を動かしていく
ヨガではおなじみのポーズです。
呼吸器官の機能を高め、身体を引き締める効果のほか
首や背中、肩などの「こり」も解消します。

1

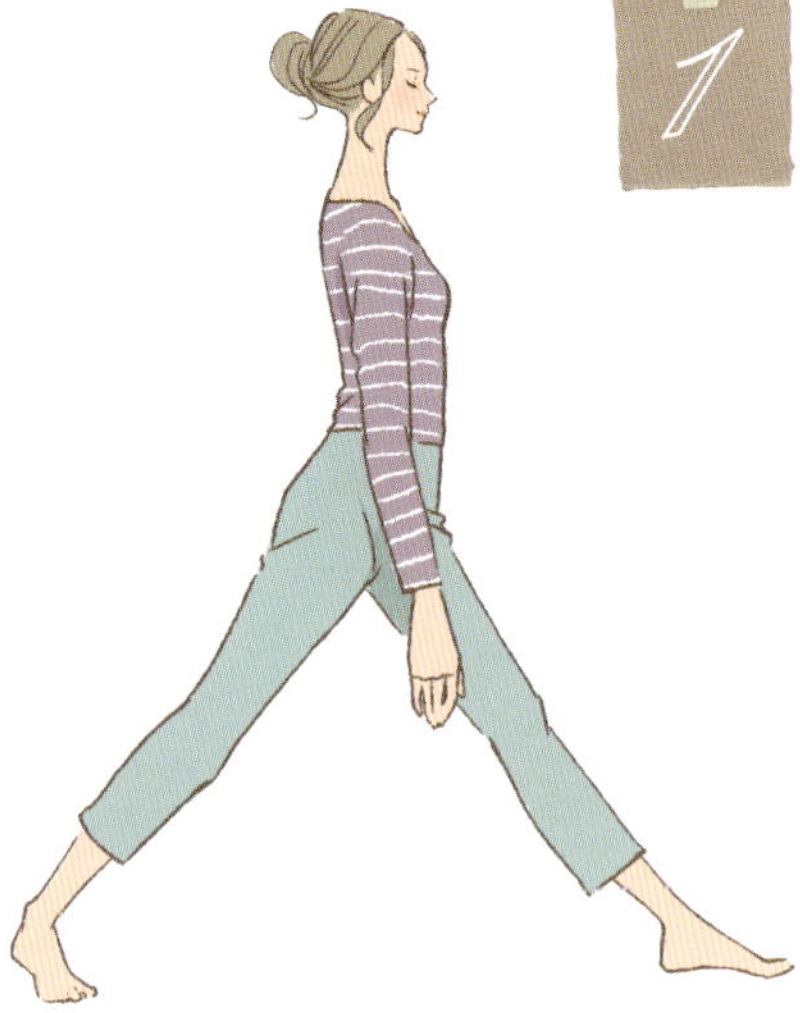

まっすぐ立った姿勢から、右足を大きく後ろに一歩下げます。右足の先を、45 度外側に向けます。

2

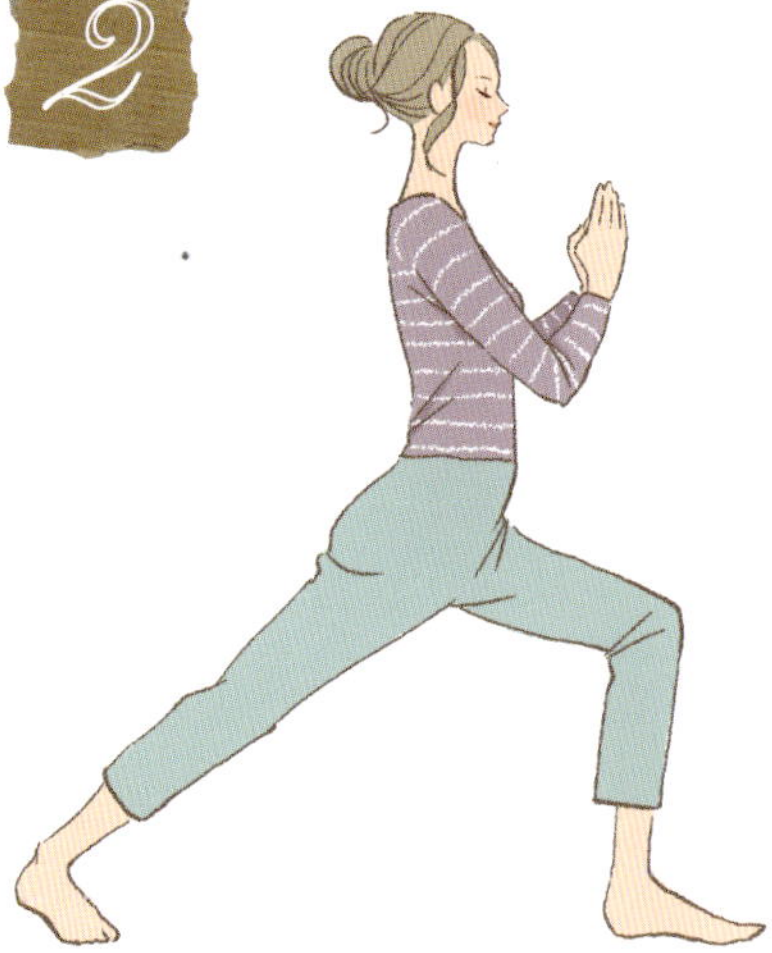

胸の前で合掌します。息を吐きながら、左ヒザを曲げ、重心を下に落とします。

3

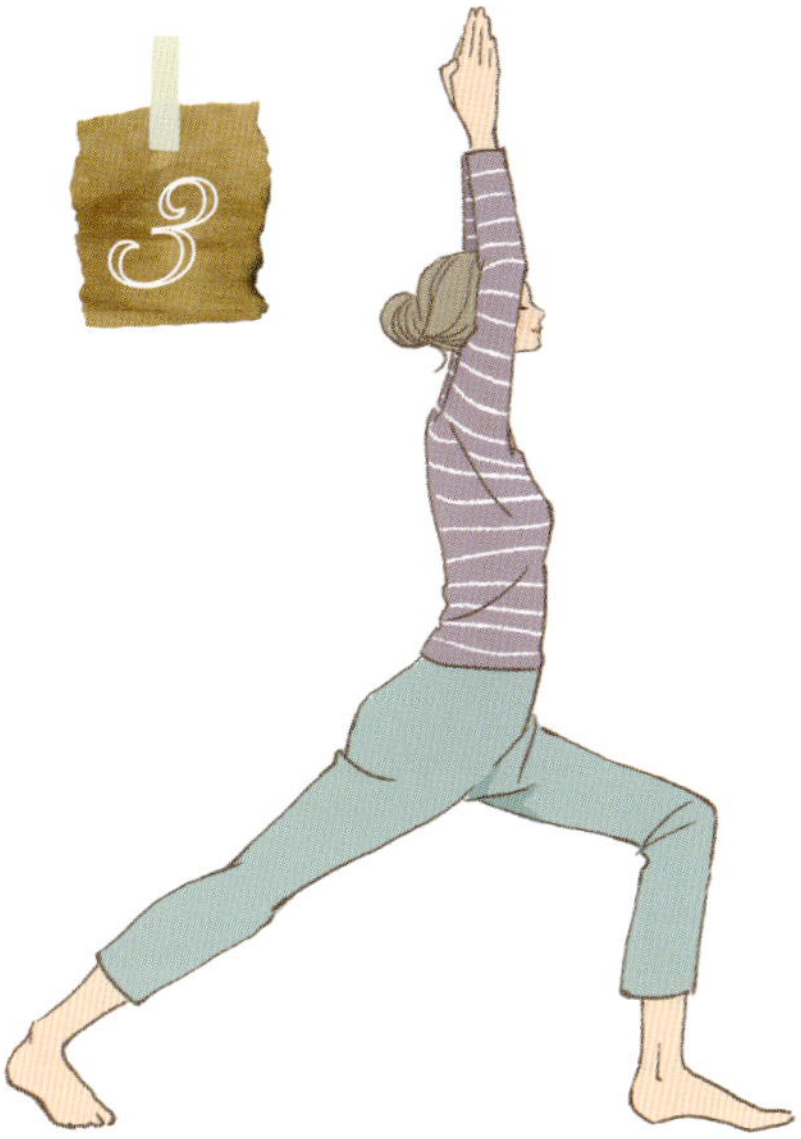

息を吸いながら、両ヒジを上に伸ばします。両手の指で天をさし、視線も上に向けて5〜10秒間キープします。

4

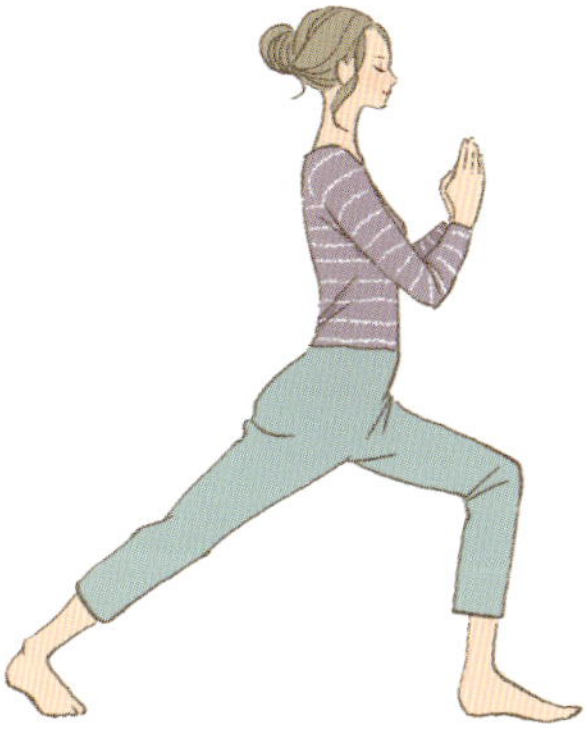

ゆっくりとヒザを伸ばします。息を吸いながら、両手を胸の前まで下ろし、合掌の姿勢に戻ります。

5

一連の動きを終えたら、息を吐きながら、まっすぐ立った姿勢に戻りましょう。自然に呼吸しながら、しばしリラックス。休息を終えたら、反対側も行います。英雄さながらに堂々と、胸を張って全身を動かすことを心がけてください。

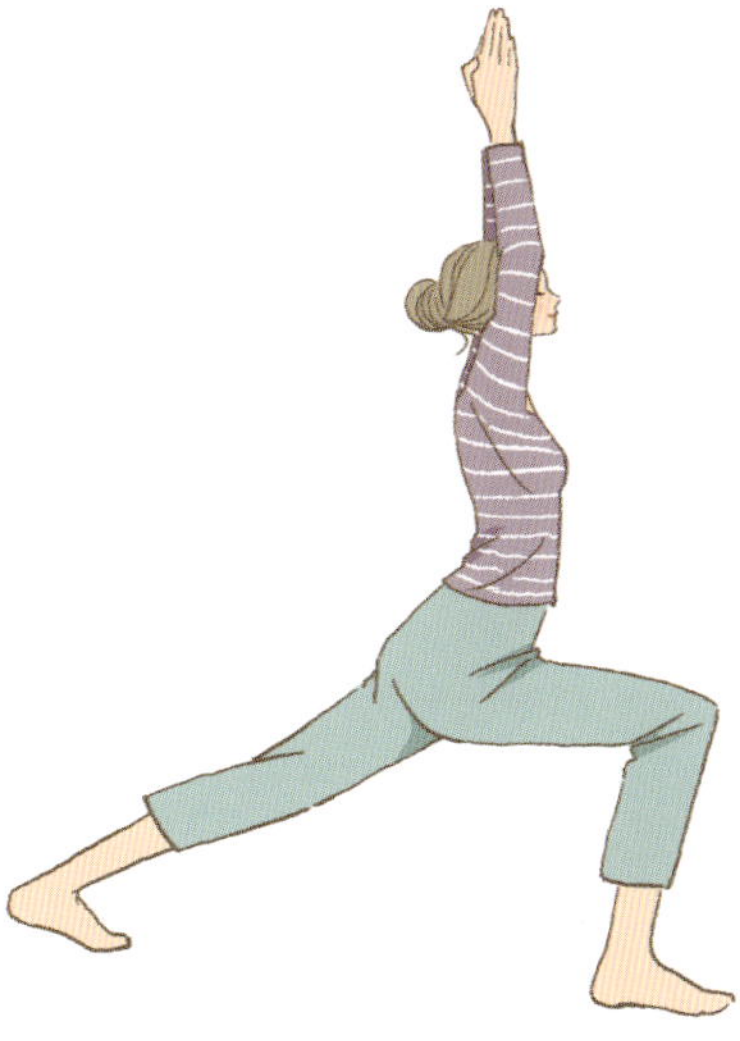

ヨガのメソッド ④ 立位・前屈のポーズ

集中力を高めてリラックス

肝臓や腎臓の機能を高める効果も

立った姿勢から、上体を深く前屈させることで
新鮮な血液を脳に送り込みます。
集中力を高めて、心と身体をリラックスさせるほか
肝臓や腎臓、心臓などの機能を高める効果もあります。

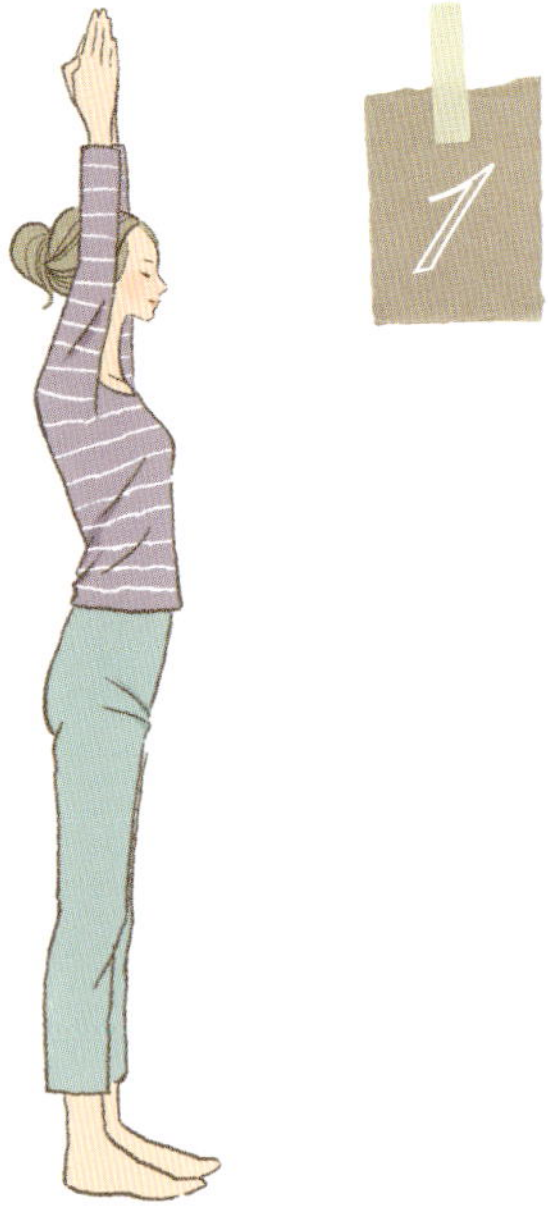

まっすぐ立った姿勢から、息を吸いながら両腕を上げ、頭上で合掌します。

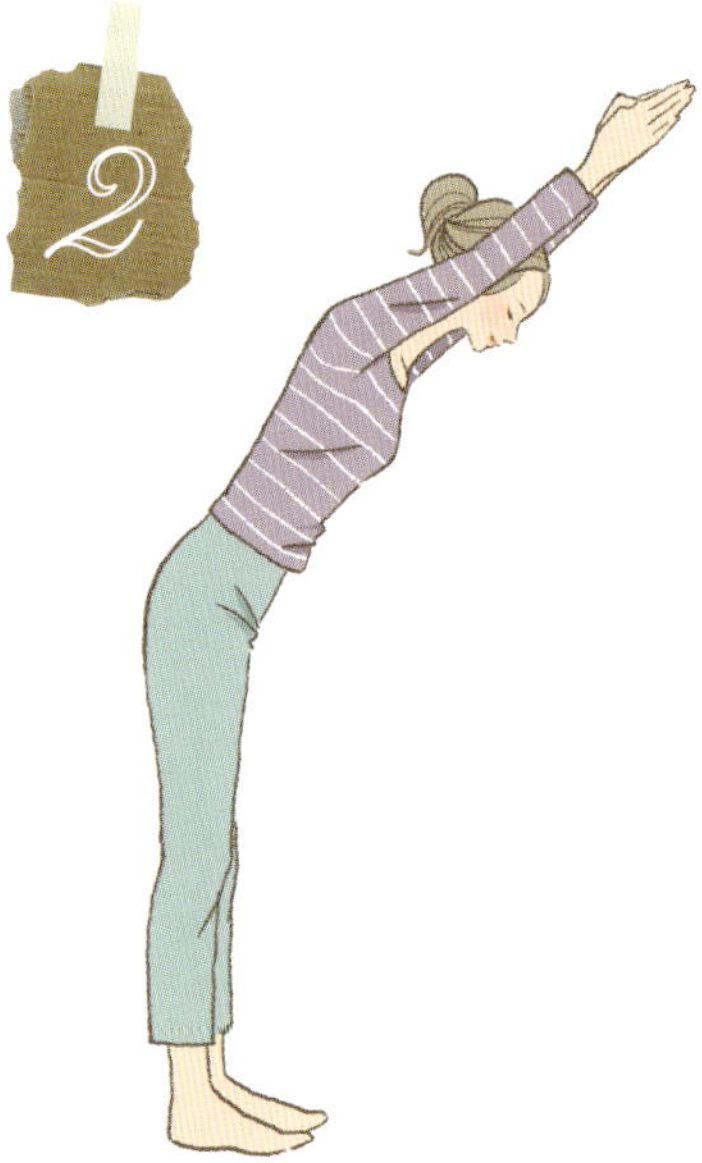

息を吐きながら、上体を前に倒します。背中は伸ばしたまま、腰から倒れる意識で。

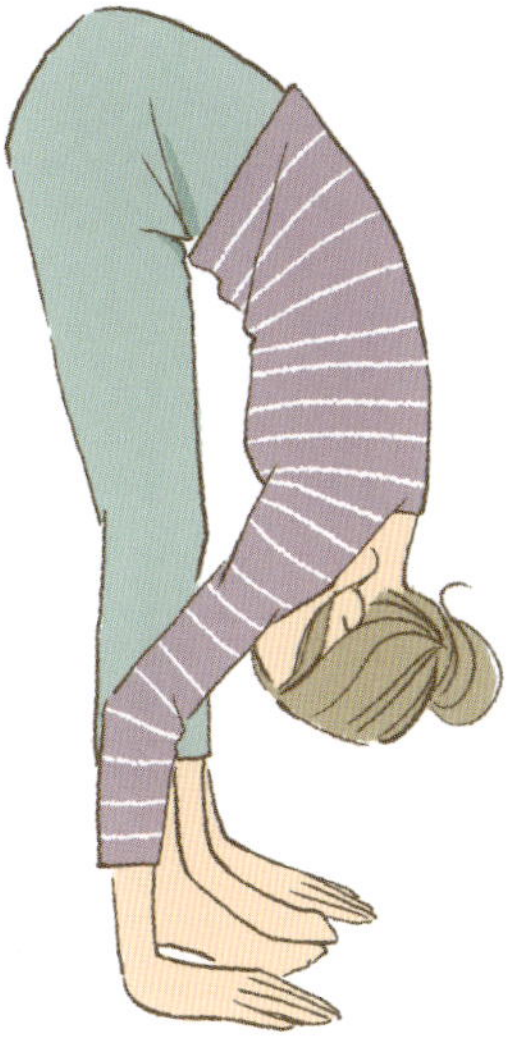

3

完全に前屈できたら、
上半身の力を抜いて、
自然に呼吸しながら5
～10秒間キープします。
（手は、合掌をといて、
床につけます。）

一連のポーズをやり終えたら、息を吐きながら立った姿勢に戻りましょう。自然な呼吸を繰り返しながら、身体を休めます。そして、反対側も同じように行いましょう。腰痛にも効果があることで知られる、ヨガの代表的なポーズです。

4

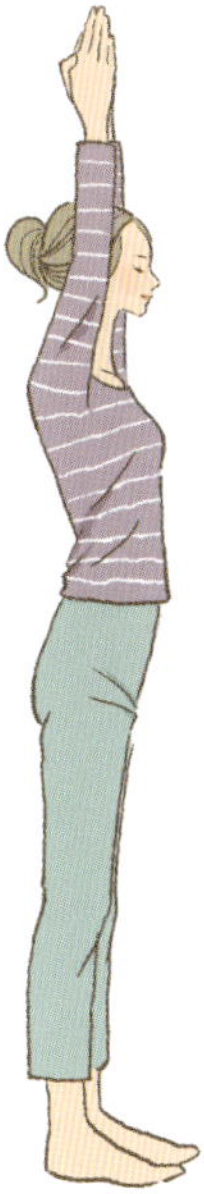

床につけていた手を、再び合掌。
息を吸いながら、腰からゆっく
りと上体を持ち上げます。

ヨガのメソッド 5 鋤のポーズ

血流を高めてアンチエイジング
全身の引き締めにも効果あり

床に寝ころんだ姿勢から行うポーズです。
骨盤を上に向け、足を高い位置に上げることで
血流が活発になる効果があります。
アンチエイジングや、全身の引き締めにも。

1

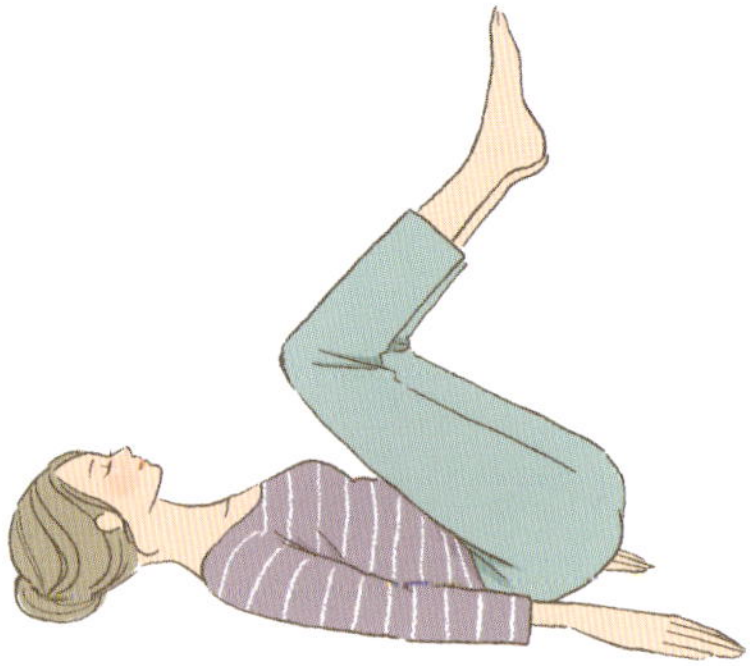

仰向けに床に横たわり、手のひらは床に向けて置きます。両足を持ち上げ、身体に引き寄せます。

2

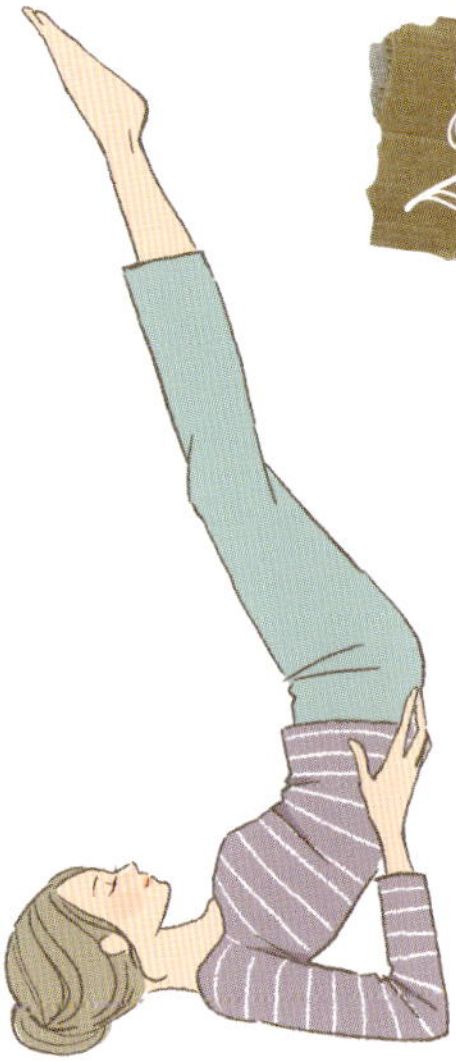

腰を床から浮かせ、足を上へと伸ばします。倒れないよう、両手で腰を左右から支えます。

3

息を吐きながら、両つま先を頭の向こう側の床につけます。そのまま5〜10秒間キープします。

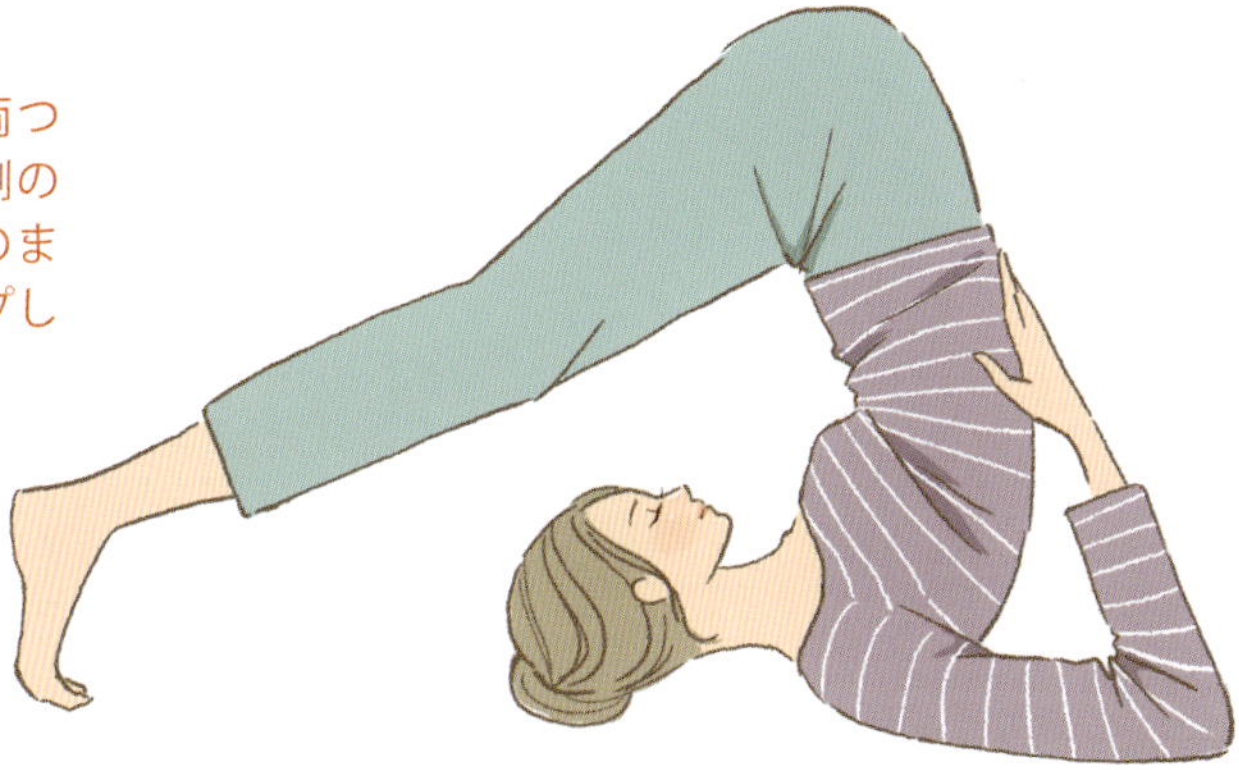

ラスト、床に戻るときは、足先までゆっくりと丁寧に動作することを忘れずに。仰向けに横たわる姿勢に戻ったら、呼吸しながらリラックスしましょう。腰や首を痛めている方、また女性の場合は月経時にはこのポーズは避けてください。

4

息を吸いながら、ゆっくりと元に戻ります。ヒザを曲げ、肩、背中、腰の順に床に下ろしていきます。

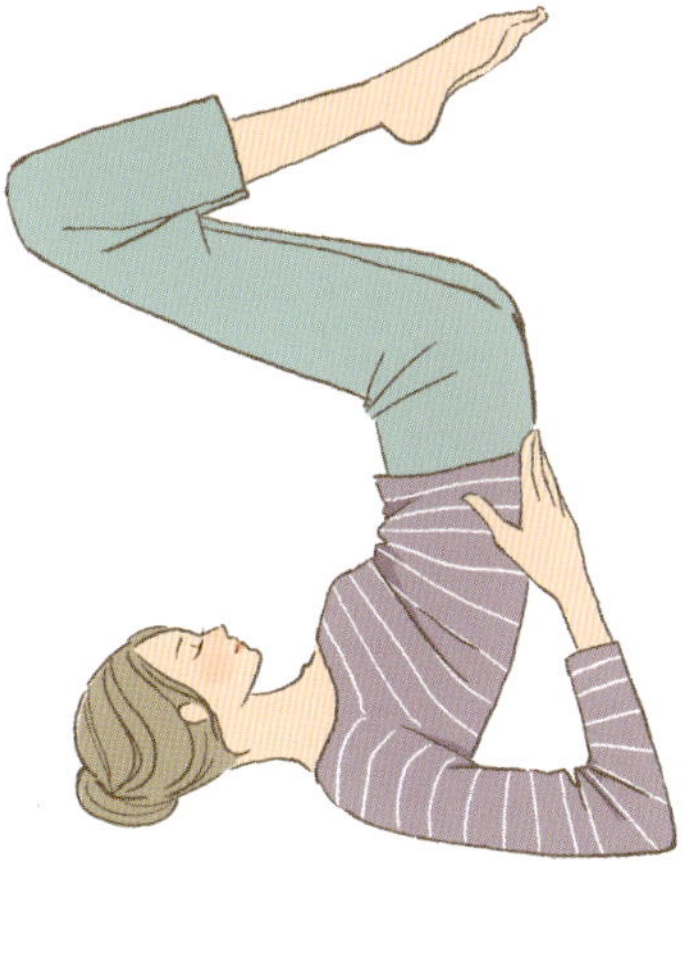

体幹を鍛えるメソッド 1 フロントブリッジ

お腹から背中、お尻まで
バランスよく鍛える

ここからは、ヨガで全身をストレッチしてから行う
「体幹を鍛えるためのメソッド」をご紹介します。
体幹トレーニングの基本ともなるフロントブリッジから。
腹筋と背筋をバランスよく刺激するため、腰痛にも効果があります。

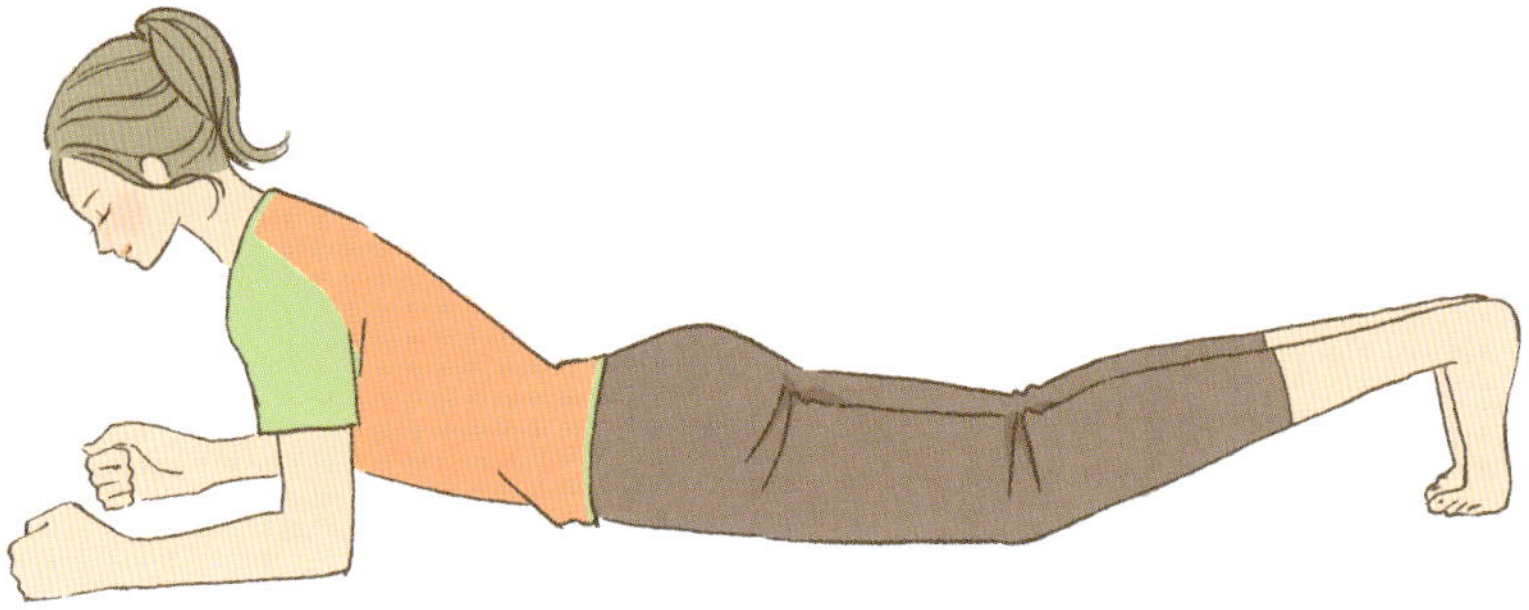

1

うつぶせの状態で、
握りこぶしからヒジ
までを床につけます。

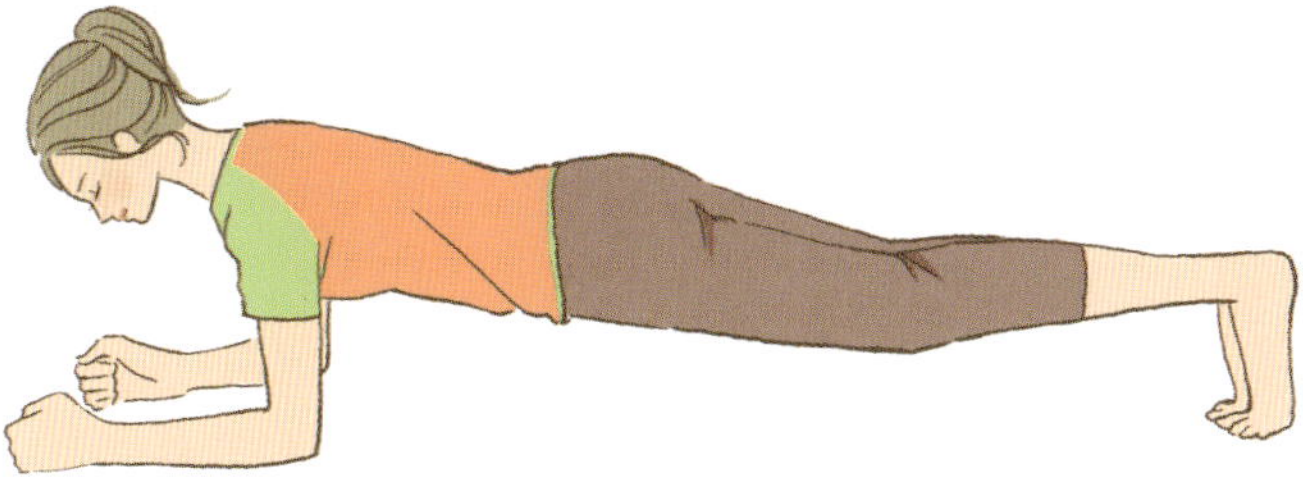

2

つま先を立て、身体を浮かせます。お尻に力を入れて、身体が一直線になるよう伸ばします。腰が上がったり下がったり反ったりしないよう気をつけて、10秒間キープします。

フロントブリッジのポイントは、身体が一直線になるようにすること。腰が反ったり、お尻が落ちたりすると、腰を痛める原因になります。慣れてきたら、20秒、30秒、とキープする時間を延長するのもおすすめ。シンプルですが、効果の高いメソッドです。

3

フロントブリッジに慣れてきたら、片足を上げてみましょう。左右5秒間ずつキープ。キープ時間を増やしていくと効果はアップします。

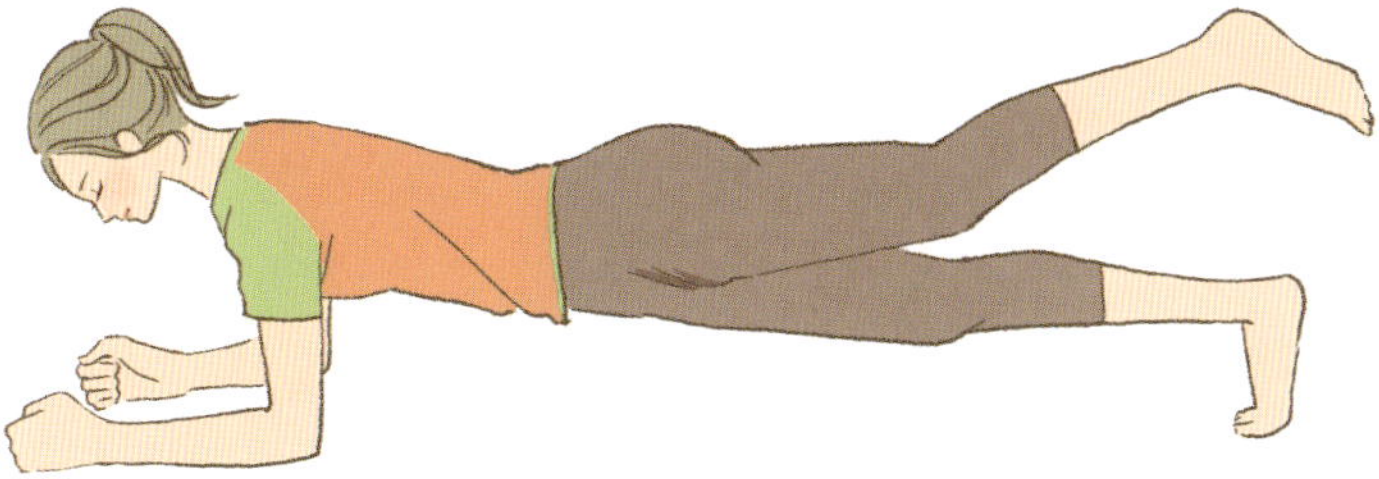

体幹を鍛えるメソッド ② 半身クランチ

「側面」を鍛えて

シャープな体型を目指す

横向きに寝て、腕と足を浮かせることで
体幹の側面にあたる部分を鍛えるメソッドです。
手足を浮かせてバランスをとることは
骨盤を安定させることにもつながります。

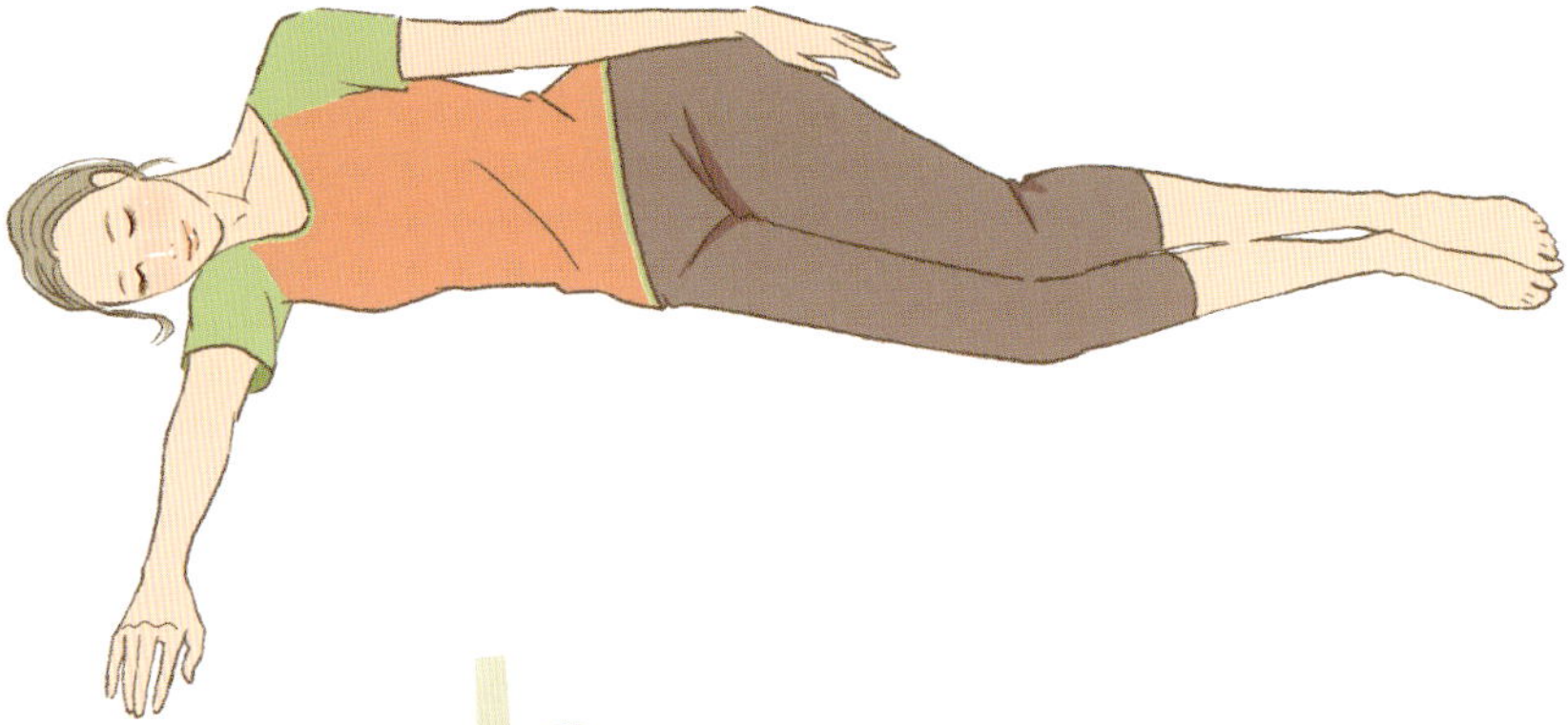

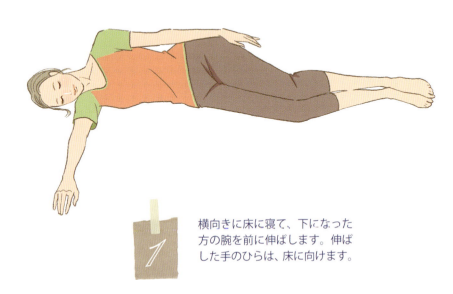

1

横向きに床に寝て、下になった方の腕を前に伸ばします。伸ばした手のひらは、床に向けます。

2

身体が前後どちらにも傾かないように。腹筋と背筋のバランスが悪いと、傾きやすくなります。

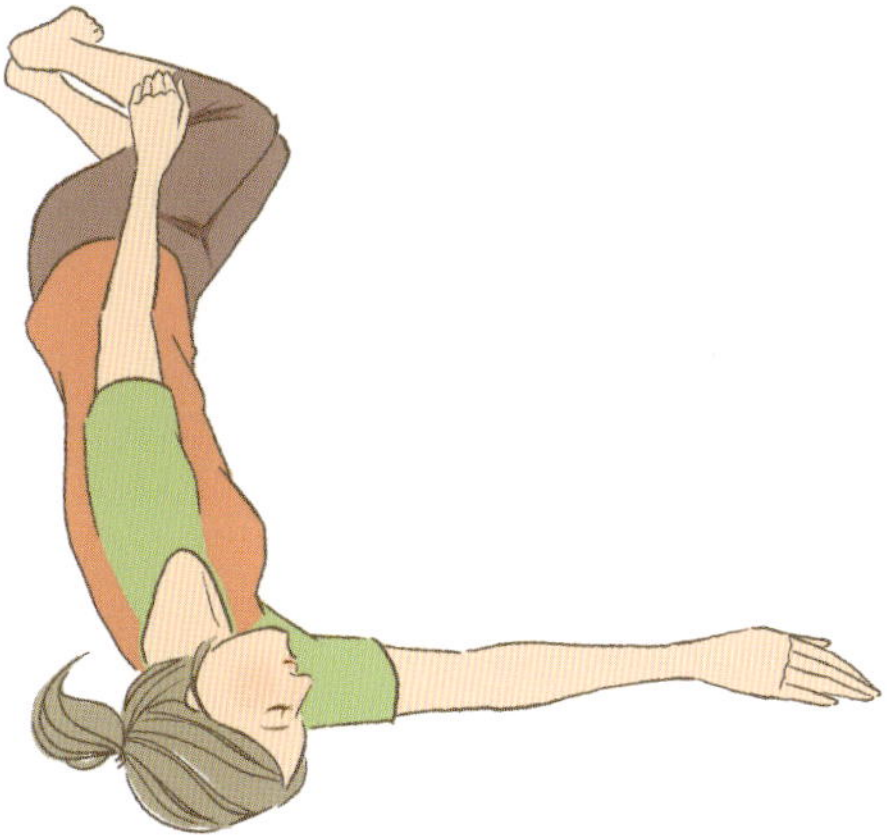

身体が前後にぶれないよう、骨盤をまっすぐに固定することを意識しながら行いましょう。足を上げる際は、床と平行になるような角度まで上げ、頭まで一直線に。
左右を入れ替えて、逆側も同じように行います。

3

頭と、上になったほうの腕、上になったほうの足を、同時に浮かせます。浮かせた頭と腕、足が一直線になるよう意識しながら、3秒間キープ。これを10回繰り返します。

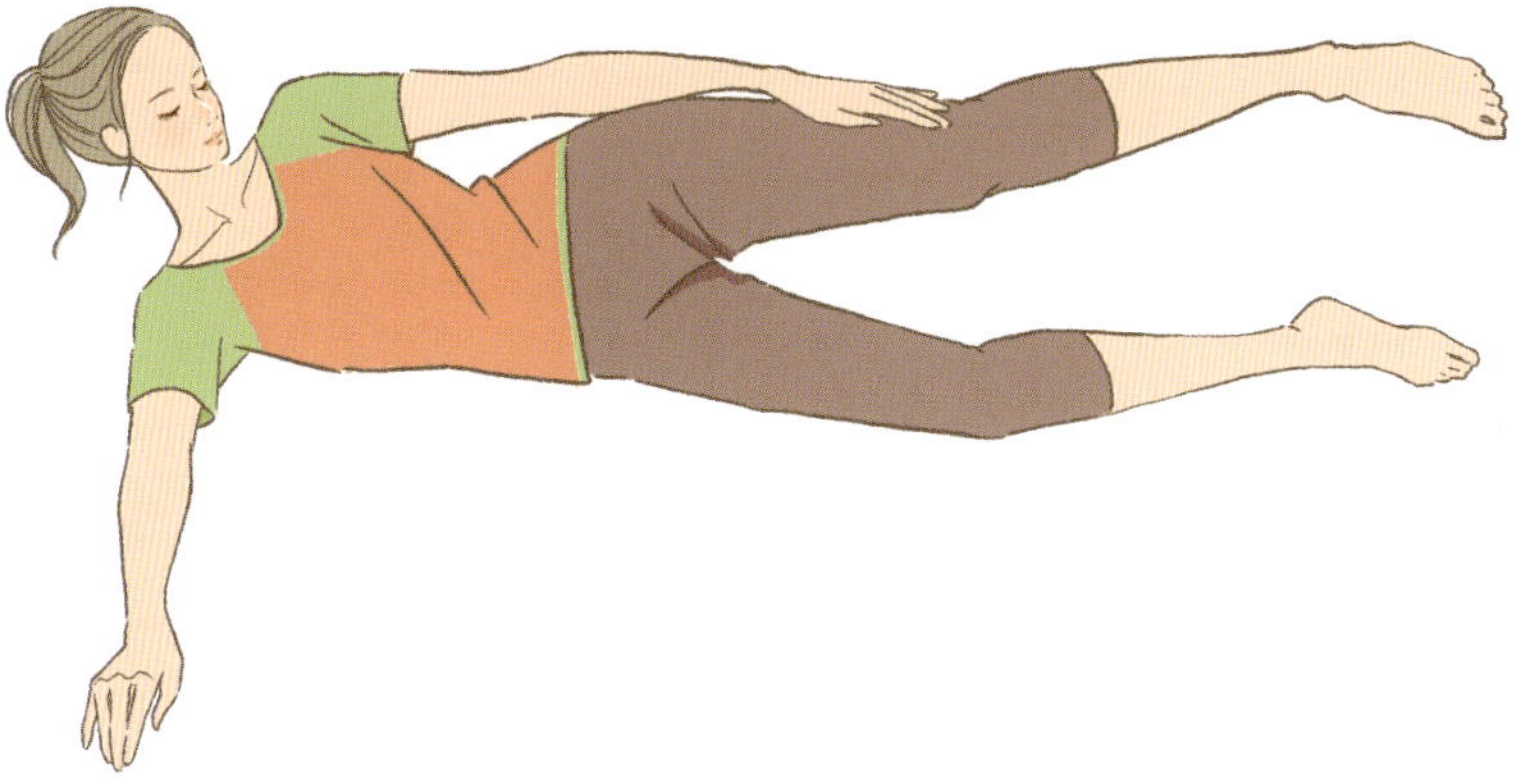

体幹を鍛えるメソッド ③ バッククロスクランチ

腕と足を動かすことで

体幹の「連動性」を高める

腕と足を同じタイミングで伸縮させることで
体幹全体の連動性を養うメソッドです。
大腹筋や腹直筋、広背筋、大殿筋といった
「大きな筋肉」を効果的に鍛えることができます。

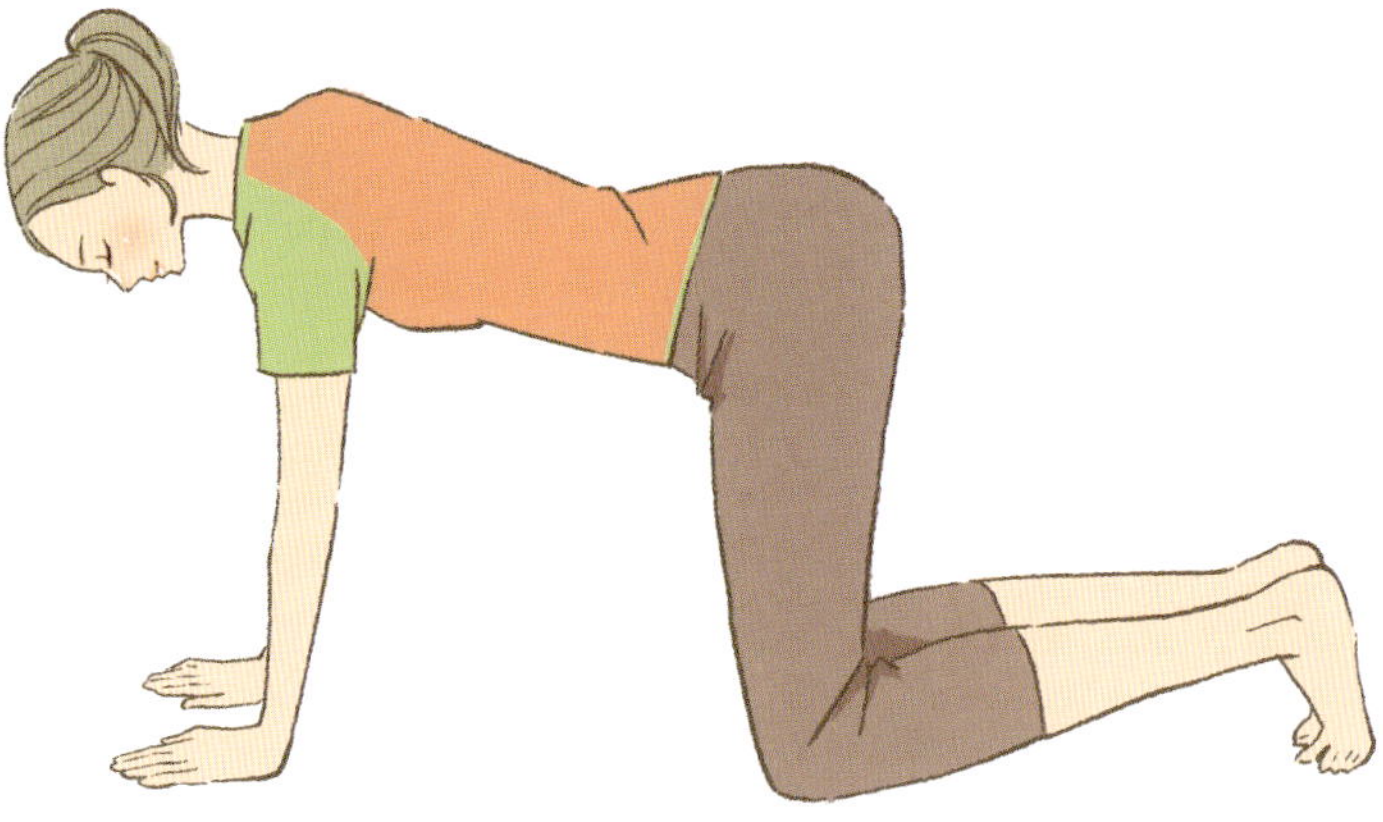

1

四つんばいの姿勢で、頭から骨盤まで一直線になるよう、背中を伸ばします。

2

右の腕と、左の足、つまり対角になる手と足を同時に、一直線になるよう持ち上げます。

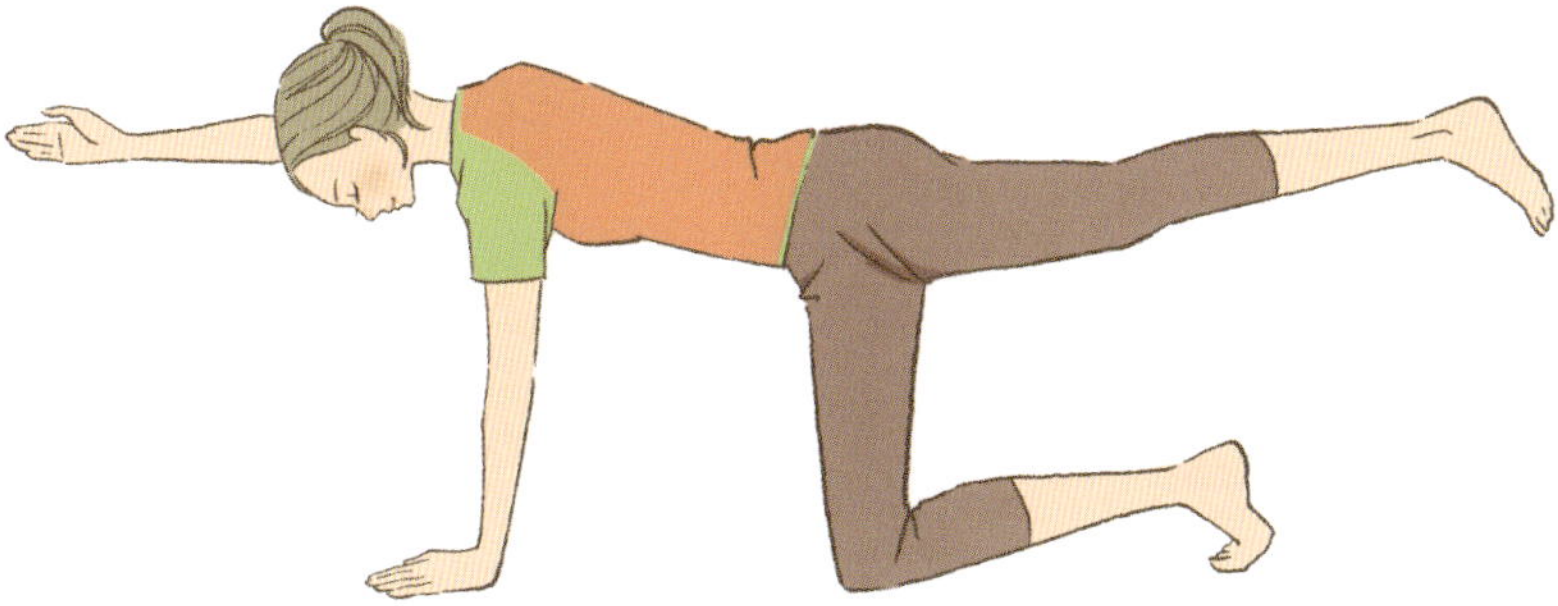

ポイントは、骨盤をまっすぐに保つこと。手足を動かす際にグラグラしてしまったり、どちらかに傾いたりしないよう注意しましょう。手足を伸ばす際は、指先からかかとまで一直線になるのを意識しながら、きちんと伸ばしきります。

3

伸ばした右腕と左足を引きつけて、おへその前あたりでヒジとヒザをタッチさせます。2～3の動きを、20回繰り返します。左右を入れ替え、逆側も同じように行います。

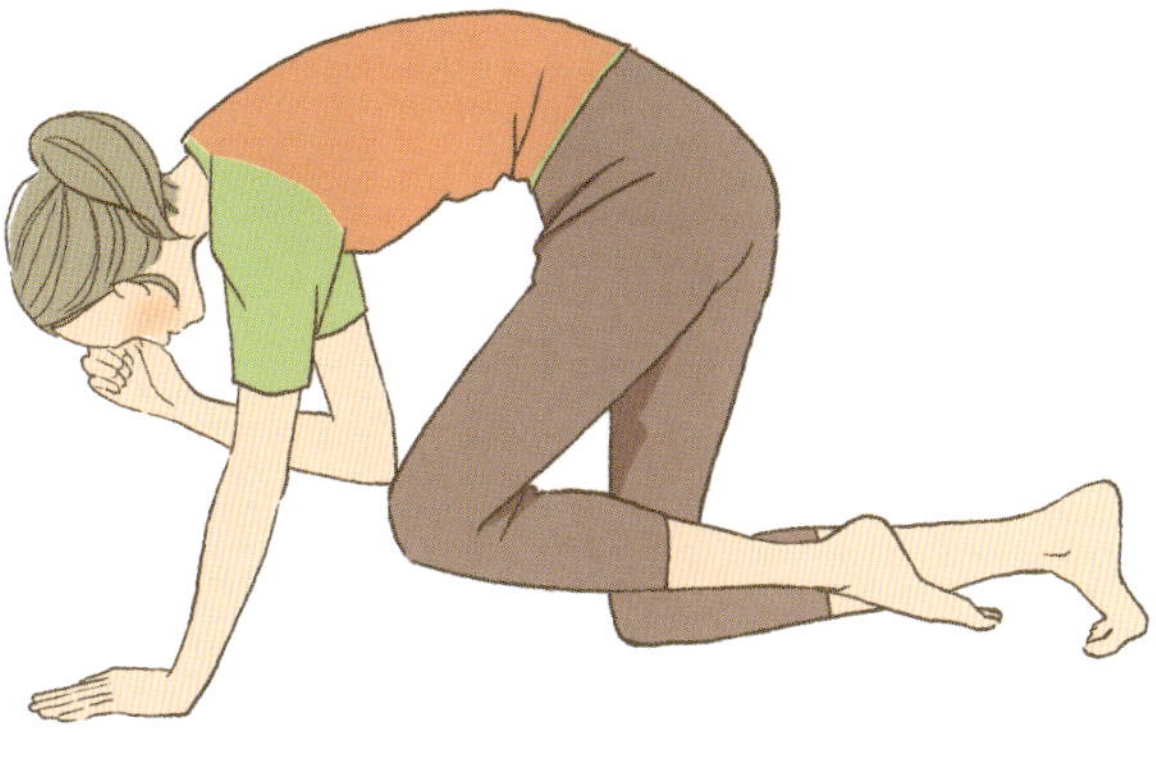

体幹を鍛えるメソッド ❹ クロスバランス

腕と足を広げてお腹を伸縮

体幹とバランスを鍛える

腕と足を同じタイミングで伸縮させることで
体幹全体の連動性を養うメソッドです。
大腹筋や腹直筋、広背筋、大殿筋といった
「大きな筋肉」を効果的に鍛えることができます。

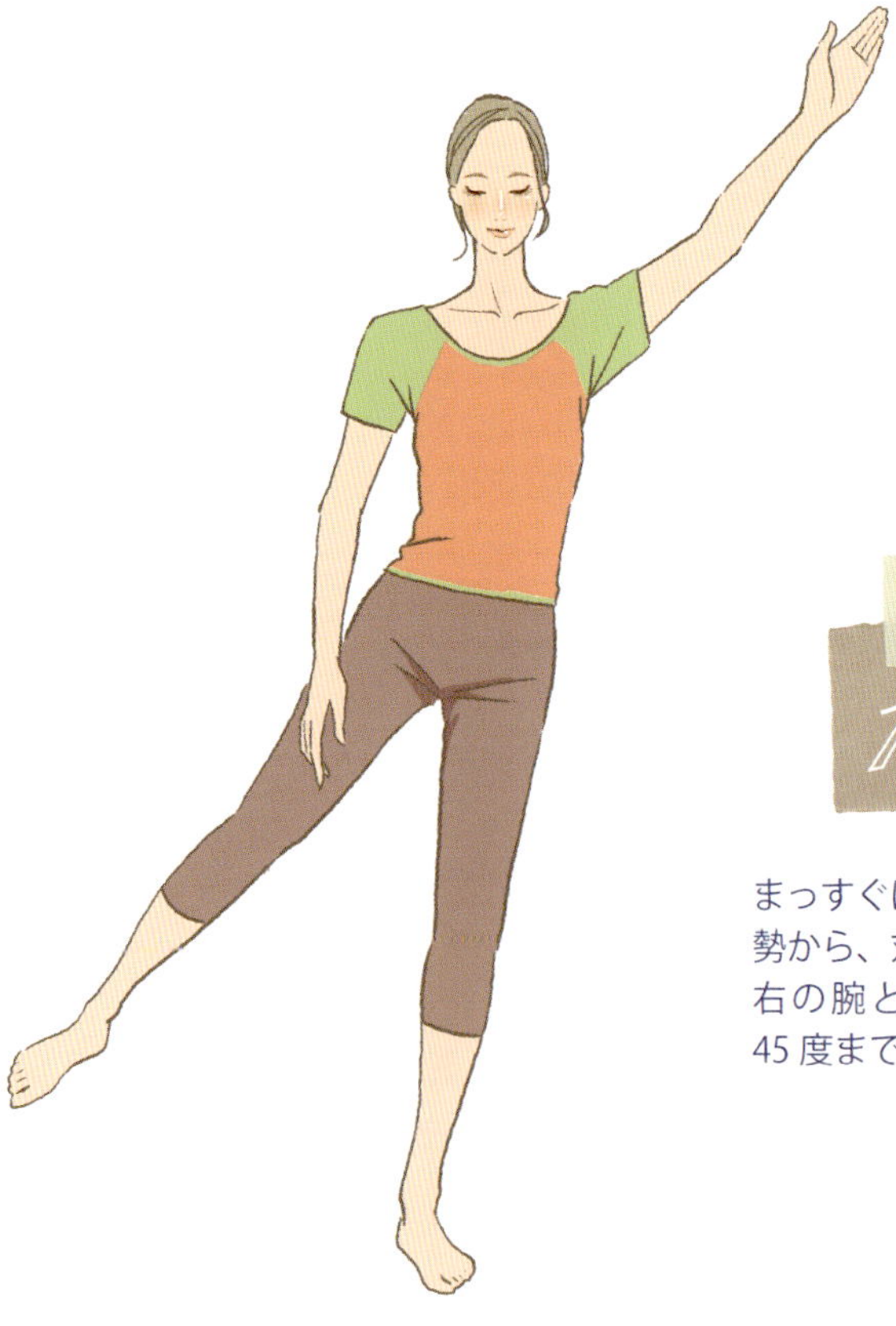

1

まっすぐに立った姿勢から、対角となる右の腕と左の足を45度まで上げます。

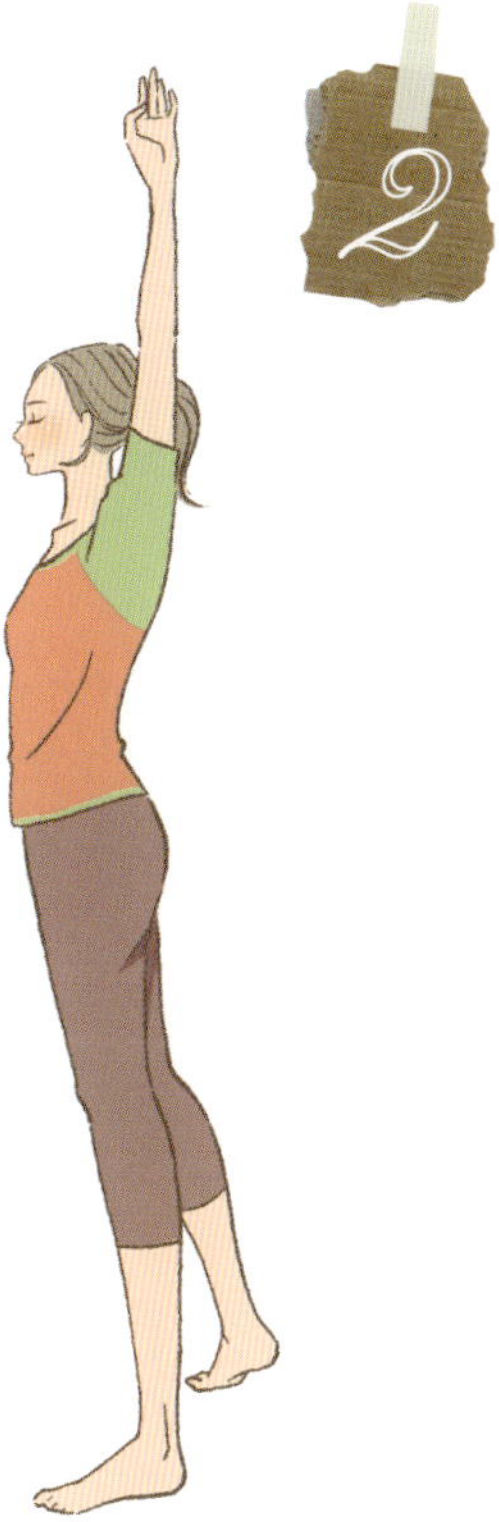

身体を前後にブレさせないよう、骨盤を安定させてまっすぐ立ちます。

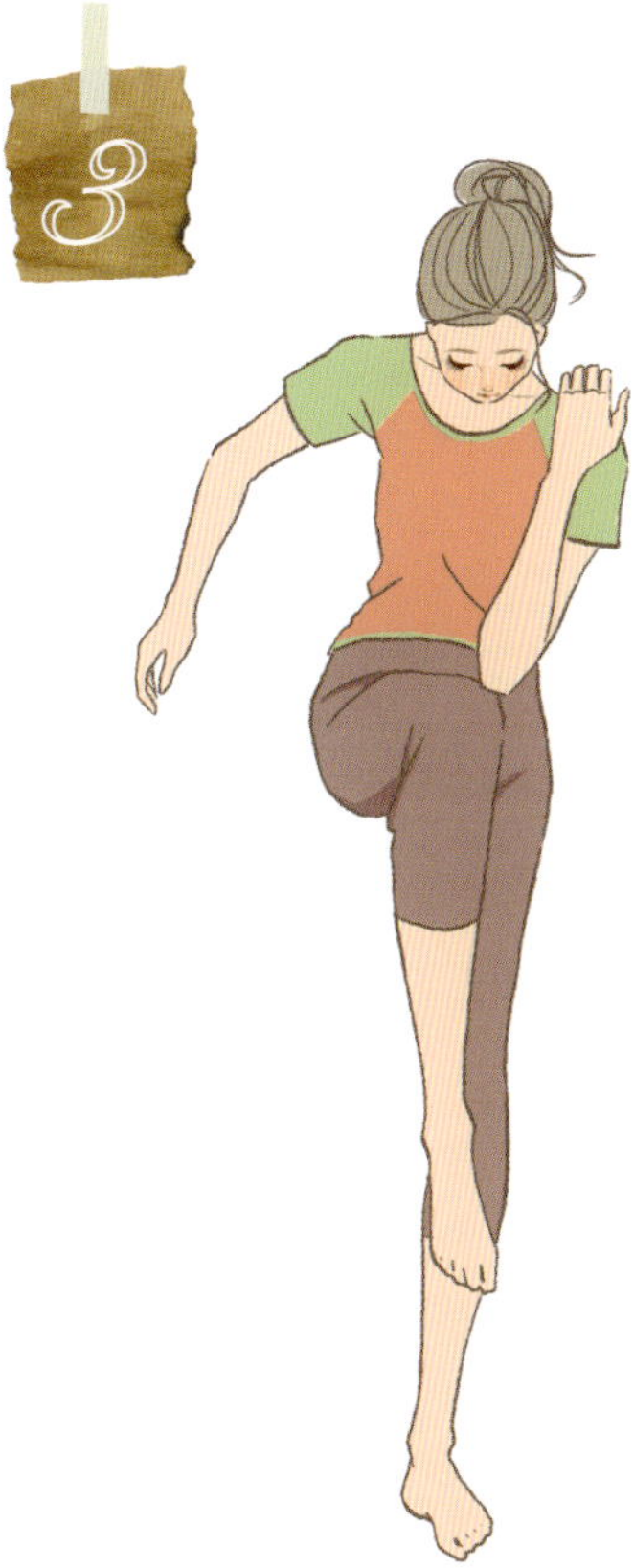

上半身を縮め、上げたヒジとヒザをおへその前でしっかりと押しつけます。ヒジとヒザをくっつけた姿勢のまま、10秒間キープします。これを10回繰り返します。
左右を入れ替え、逆側も同じように行います。

注意したいのは、身体をまっすぐに保つこと。手や足を上げたとき、身体が左右どちらかに傾いたり、前後にぶれてしまったりしないよう気をつけましょう。意識しながら行うことで、身体のバランスが自然と高まっていきます。

体幹を鍛えるメソッド 5 片足立ちドローイン

呼吸と足の開閉を組み合わせて

身体の軸をまっすぐに

お腹をへこませた状態を保つ「ドローイン」を
行いながら、足の開閉を行うメソッド。
背中とおしりの筋肉を鍛えて
軸のある、ぶれない身体をつくります。

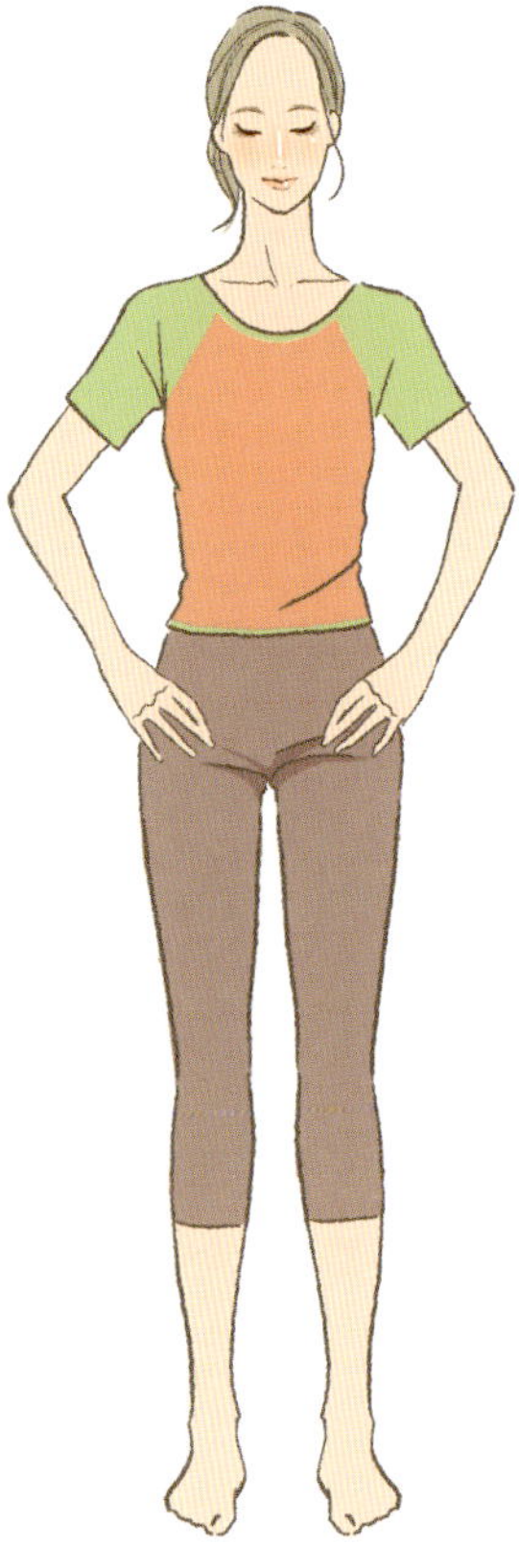

1

立った姿勢で、両手を鼠蹊部（足の付け根）に当てます。胸を少しつき出して鼻から大きく息を吸い込み、吐ききってお腹をへこませます。その状態で呼吸は続けます。

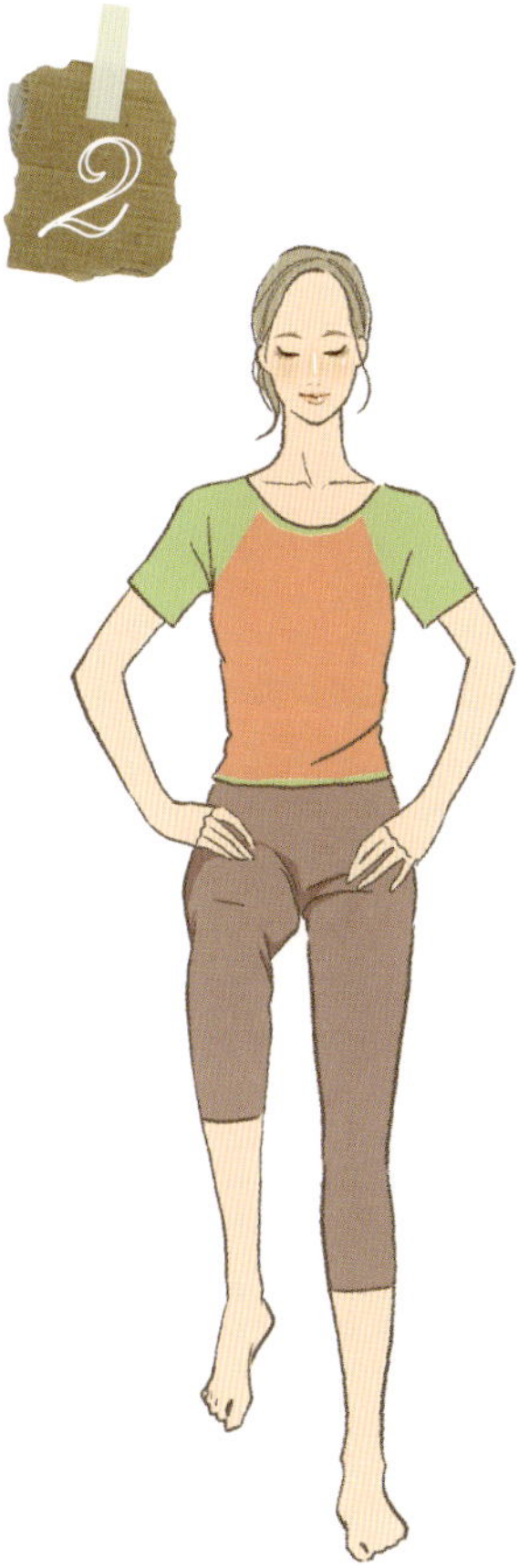

お腹をへこませた状態で、右足を上に引き上げます。身体はまっすぐに保ちましょう。

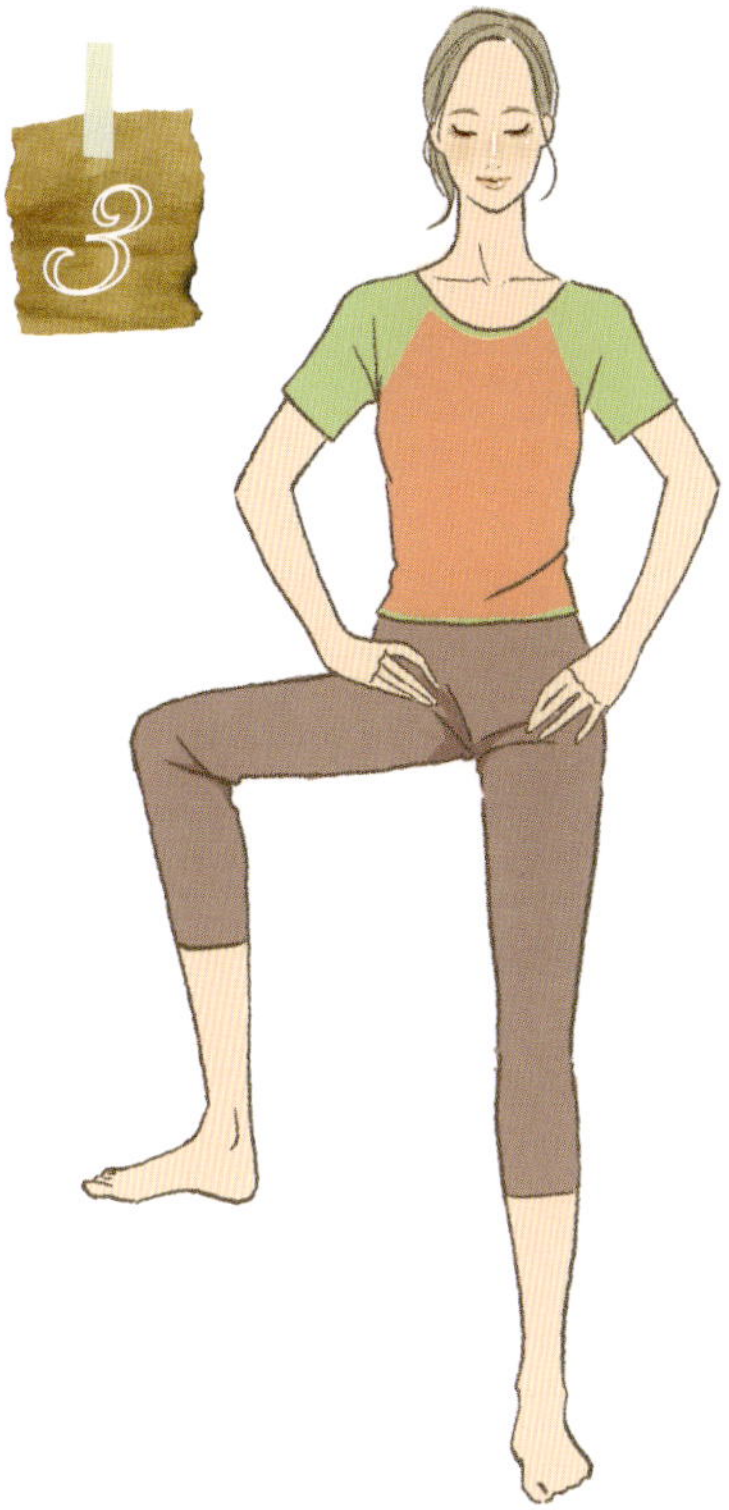

上げた右足を、外側に開きます。太ももの付け根を軸にするイメージです。
戻す、開く、を20回反復します。左右を入れ替え、逆側も同じように行います。

お腹をへこますコツは、下腹部、おへその4～5センチ下あたりを意識し、肛門を締め内側からお腹を絞るイメージで。骨盤をまっすぐに固定したまま、足を開閉するのがこのメソッドのポイント。

男性のダイエットに効果的な運動とは？

近年は、節制して引き締まった身体こそが「仕事ができる」ことの証とされ、トレーニングの必要性を感じている男性も多いのではないかと思います。

この本は主に女性のために書かれていますが、パートナーの男性にも、ぜひ読んでいただきたいと考えています。

ただし、男性がダイエット目的で運動をするなら、女性よりも強度の高い運動を取り入れる必要があるのです。たとえば、この本でご紹介している「体幹を鍛えるメソッド」を、男性にはおすすめします。秒数を増やす、回数を増やすといった工夫で、負荷を高めていってください。

スポーツジムに通っている方には、水泳やランニングなどの有酸素運動とマシントレーニングの組み合わせをおすすめします。ただし、自己流での運動は、どうしても「得意な運動」に偏りがち。グループレッスンに積極的に参加する、トレーナーに相談する、などして客観的な視点でアドバイスを受けるようにしましょう。

運動を実践するだけでなく、「食生活を改善」すべきなのは、言うまでもありません。油っこい食事、毎日の晩酌にビール……といった、だらしない生活のまま「やせたい」と言うのでは、説得力がありませんよ。

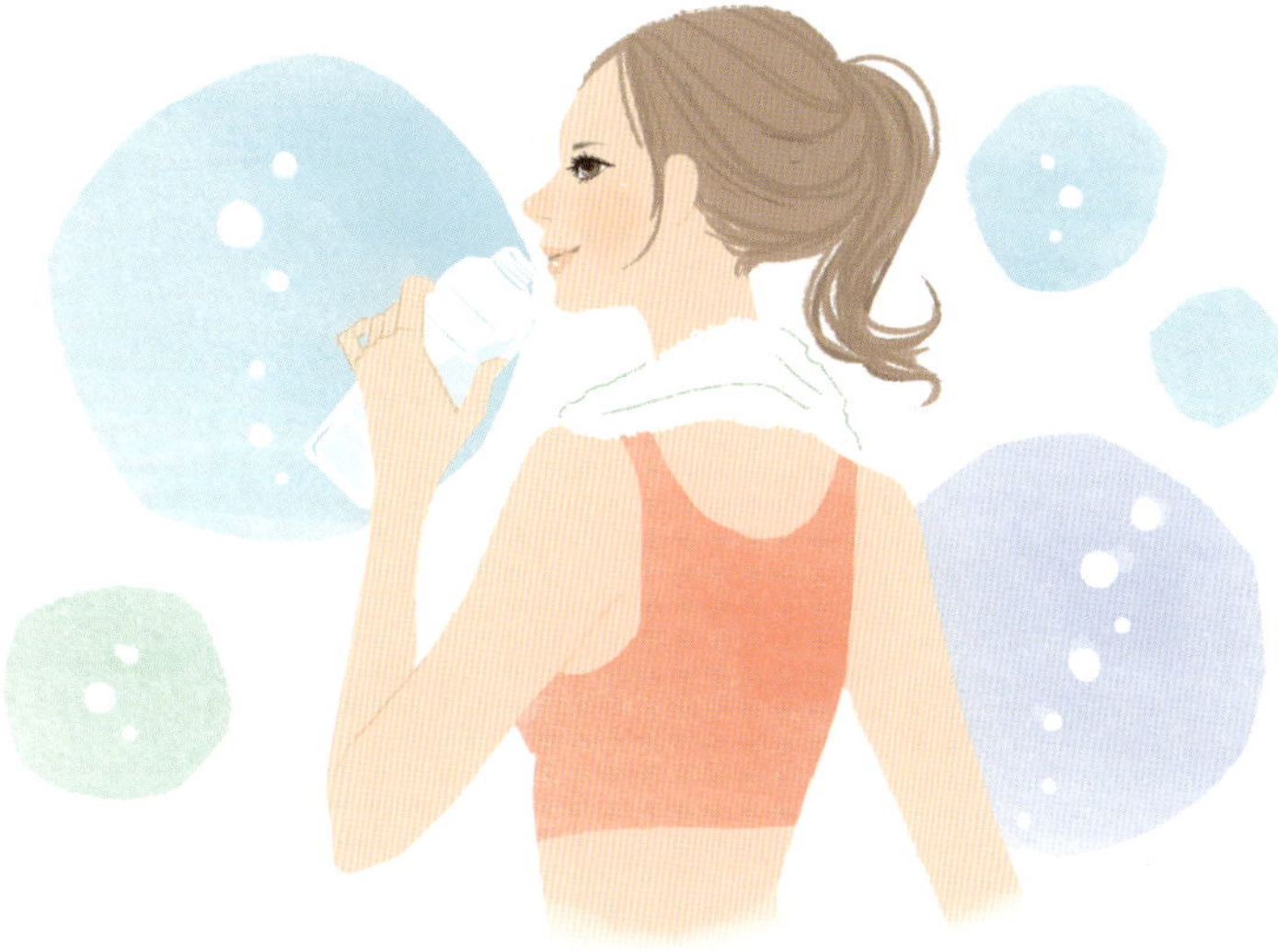

食事の改善とエクササイズその相乗効果は絶大！

食生活を改善しつつ、さらに運動を組み合わせることで、ダイエット効果は驚くほど高まります。食事制限をするだけの場合よりも、効率的に体脂肪が減り、身体がみるみる引き締まるのを実感できるはずです。

運動をすることでの「デトックス」効果も見逃せません。適切な運動をすることで、血液やリンパの流れがよくなり発汗が高まるなど、体内の毒素の排出を促します。第2章でご紹介しているヨガのメソッドのような、ポーズをとることでデトックス効果が発揮される運動もあります。

また、運動後に適切な「水分補給」を行うことも、毒素の排出を促進します。

綺麗ボディをめ目指す道に、ゴールはありません。「食」「デトックス」「運動」のつながりを意識しながら日々の生活を積み重ねていくことが、とても大切です。

Part 3

ライフスタイル

「美」を意識した生活をしていますか

この本をここまで読み進めてきて、どんなことを感じるようになりましたか？　きっと、日々の暮らしを改善しようと真剣に考えていらっしゃると思います。

「質の高い食材を選び、節制された食生活を送ろう」

「ヨガや体幹トレーニングなどを、始めよう」

こんな声が聞こえてきそうですね。

このように、個々のメソッドに取り組むことも、もちろんとても大切なことです。しかし、もうひとつ大切なことがある、と私は考えています。それは、「人生そのものへの向き合い方」です。

「もう年だから」が口癖ではありませんでしたか？　「今さらやっても、もう遅いから」などと、言い訳をしていませんでしたか？

ポジティブな気持ちで、物事に取り組むこと。

新たに学び、成長したいと思う気持ちを忘れないこと。

たとえ他人の目がない場所でも、自分を律し、凛とした振る舞いを保つことです。

一人の人間として、いくつになってもこうした姿勢を持ち続けることが、真の「美しさ」をつくるのではないかと、私は考えます。

いくら食事や運動に気を配っていても、生活そのものがだらしないままでは、真の美しさに辿りつくことはできません。

さらなる「美」を目指すために、生活を根本から見直していきましょう。

毎日の積み重ねが綺麗ボディをつくる

97ページでも書いていることですが、綺麗ボディを目指すなら、「ここまでやればいい」といったゴールは決して存在しません。

よく耳にしますが、「○○日間ダイエット」といったダイエット法をはないのです。そもそもダイエットに終着点はないのです。

食事のコントロール、そして毎日の運動も、やめれば身体はすぐにゆるんでしまいます。

引き締まったボディを手に入れたいのなら、そのための努力には「終わりがない」ことを知るべきです。

必要なのは、人生を通じて、努力を積み重ねるという覚悟。この覚悟こそが、「綺麗ボディ」をつくっていくのです。

ときどき、こんな意見を聞くことがあります。

「自分は太りやすい体質だから、努力は無駄」
「この体型は遺伝だから、仕方がない」

これらは、大きな誤解と言うべきです。あなたの現在の体型は、これまでの自身の生き方がつくっているのですから。

日常の生活の中での、身体の使い方や、ちょっとした癖。自分ではなかなか気づくことができません。

「高いところに手を伸ばすのは面倒だから……」
「自分で行き来するのは億劫だから……」

こうした、毎日のちょっとした行動の積み重ねが、体型に弊害を及ぼしています。

逆に「背筋がすっと伸びているのを意識しながら過ごす」だけでも、基礎代謝は大幅にアップするということに気づいてほしいのです。

なにげない生活の中の動作に見直すためのヒントがたくさんあります

眠る時の姿勢

＊うつぶせ寝？　あおむけ寝？

＊左右どちらを向いて眠ることが多いですか？

利き手

＊バッグを持つ手、左右どちらが多いですか？

＊カーディガンやジャケット、左右どちらの袖から羽織りますか？

利き足

＊靴やソックス、左右どちらを先に履きますか？

＊椅子に座るとき、いつも同じ方の脚を組む癖はありませんか？

立ったり歩いたり

＊階段があるのに、ついエスカレーター、エレベーターを使っていませんか？

＊「お茶をいれる」「ものを取りに行く」のを億劫がっていませんか？

＊近距離の移動やちょっとした買い物にも、自動車を利用していませんか？

「暦年齢」にとらわれない アクティブに ポジティブに

生きている限り、年齢を重ねるのは、仕方のないこと。「自然なこと」と言ってもいいかもしれません。しかし、心身の加齢（エイジング）は、日々の努力しだいで遅らせることが可能です。

「いつものお友達や家族と集まって、話すことといえば昔話ばかり」

「あんなに好きだったお芝居や映画、最近はどうも面倒で出かけていない」

こんな生活をしていませんか？

趣味でも仕事でも、新しいことにチャレンジしてみるのはいかがですか。

世代の違う（年下や年上の）友人をつくり、交流を広げてみてはいかがでしょうか。

といっても、無理をして、べったりした関係を作る必要はありません。肝心なのは「新しい」経験をすること。

知識を増やしたり、初めて会う人と会話をしたり、といった行為そのものに価値があるのです。

人間は、新たな経験や出会いから、エネルギーや刺激を受けます。これらは、心身のアンチエイジングのために、とても重要です。見聞や人脈が広がると、人生そのものへの意欲も高まります。

「もっと新しいことを知りたい」

「今度は、あの場所に出かけてみたい」

こんな気持ちが湧いてきます。

毎日をアクティブに、そしてポジティブに過ごすことを意識しましょう。こうした姿勢が、実際の年齢よりも若々しい、みずみずしい心身をつくるのに役立つはずです。

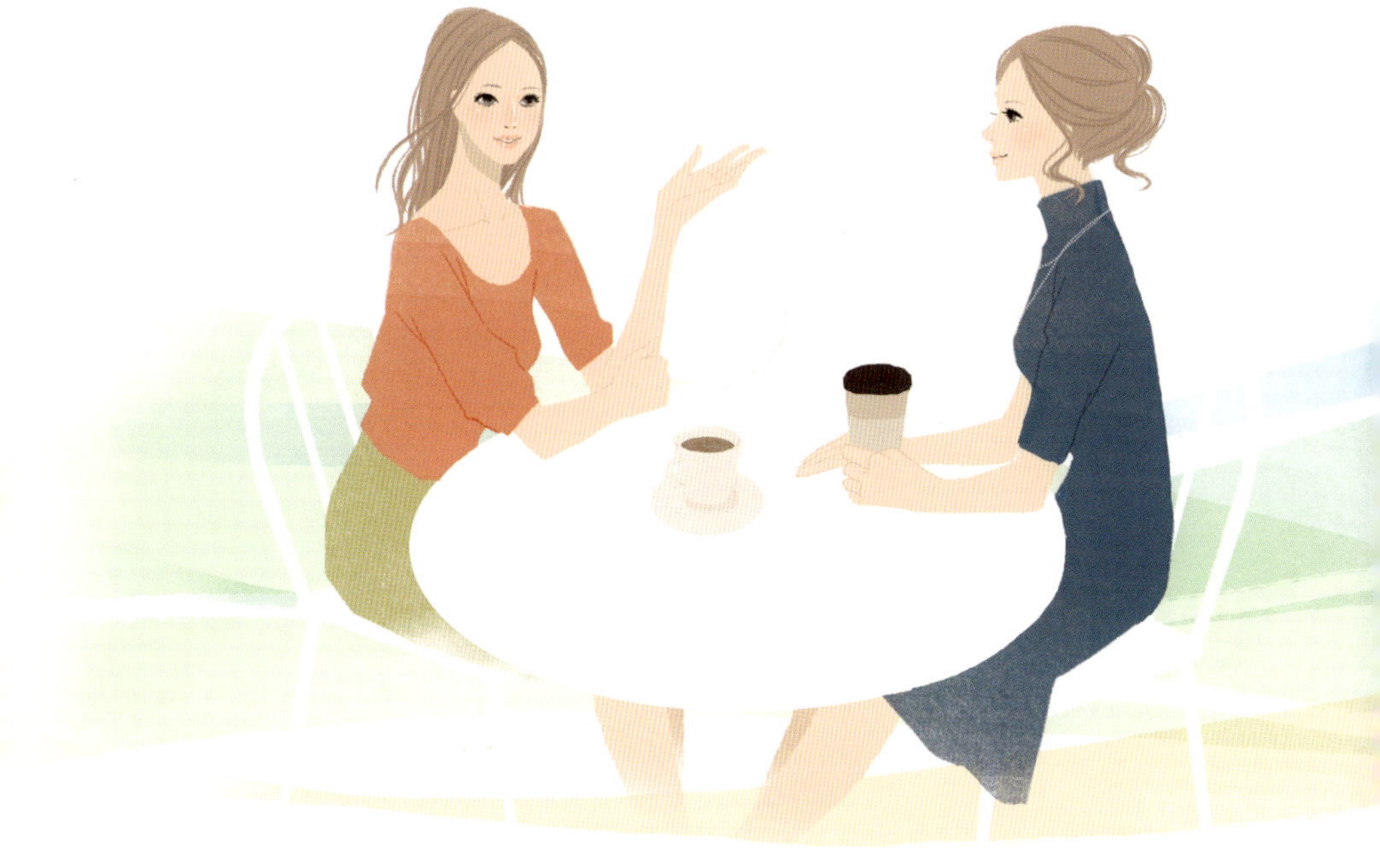

他人に左右されない強いメンタルを手に入れる

悩みや苦しみと無縁の人生などありえません。長く人生を生きていれば、良い経験も、そうでない経験も、おのずと蓄積されていくものです。とはいえ、悩みや苦しみを、いつまでも一人で抱え込んでいるのは考えもの。沈んだ気持ちを放置していると、いずれ心身にも影響が伝わってしまいます。

「気持ちを整理し、なるべく早く切り替える」
「愚痴はほどほどに、前向きな気持ちで物事に向き合う」

本気で綺麗ボディを目指すなら、このような「メンタルの強さ」も大切です。

自分自身の感情をコントロールできなければ、ダイエットにも挫折しやすくなります。他人の意見に流されて、ついトレーニングをさぼったり、荒唐無稽なダイエットをしたり。

過食やお酒の飲みすぎなど、美を損なう生活習慣に陥る可能性も高くなります。

自分は自分、他人は他人。そう考えることができると、人生はとてもシンプルになります。悩みや苦しみも、自然と少なくなっていきます。

趣味でも、仕事でも構いません。人生を送る上での「生きがい」を見つけましょう。「家族が生きがい」という話もよく聞きますが、できればご自身の生きがいを見つけることをおすすめします。

自分にとってかけがえのないものを持つことが、他人に左右されない人生を送ることにつながります。

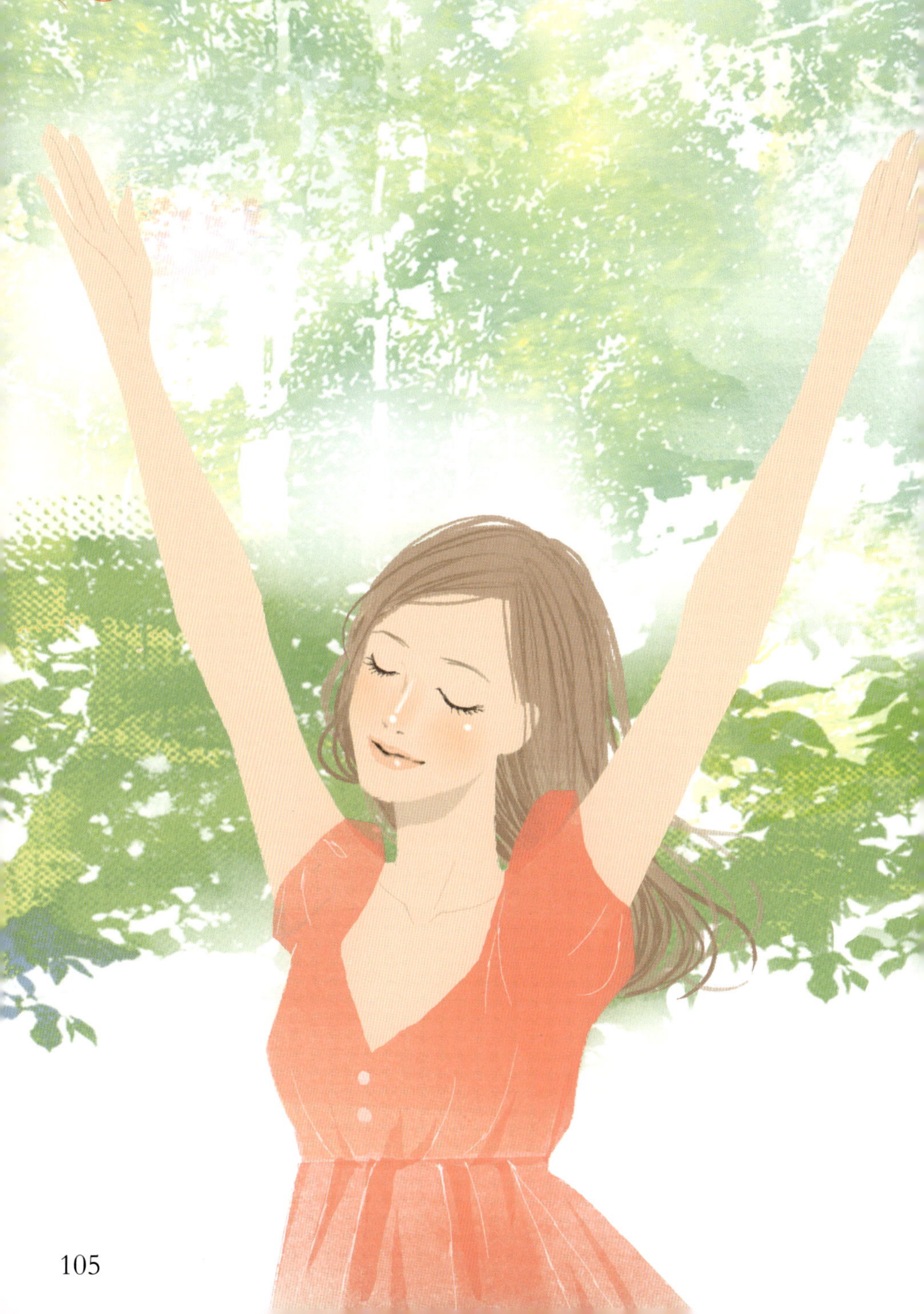

質の高い睡眠が綺麗ボディをつくる

健康のためだけでなく、美容のためにも、大切なのが「睡眠」です。
睡眠が不足すると、心臓の働きが低下し、体内

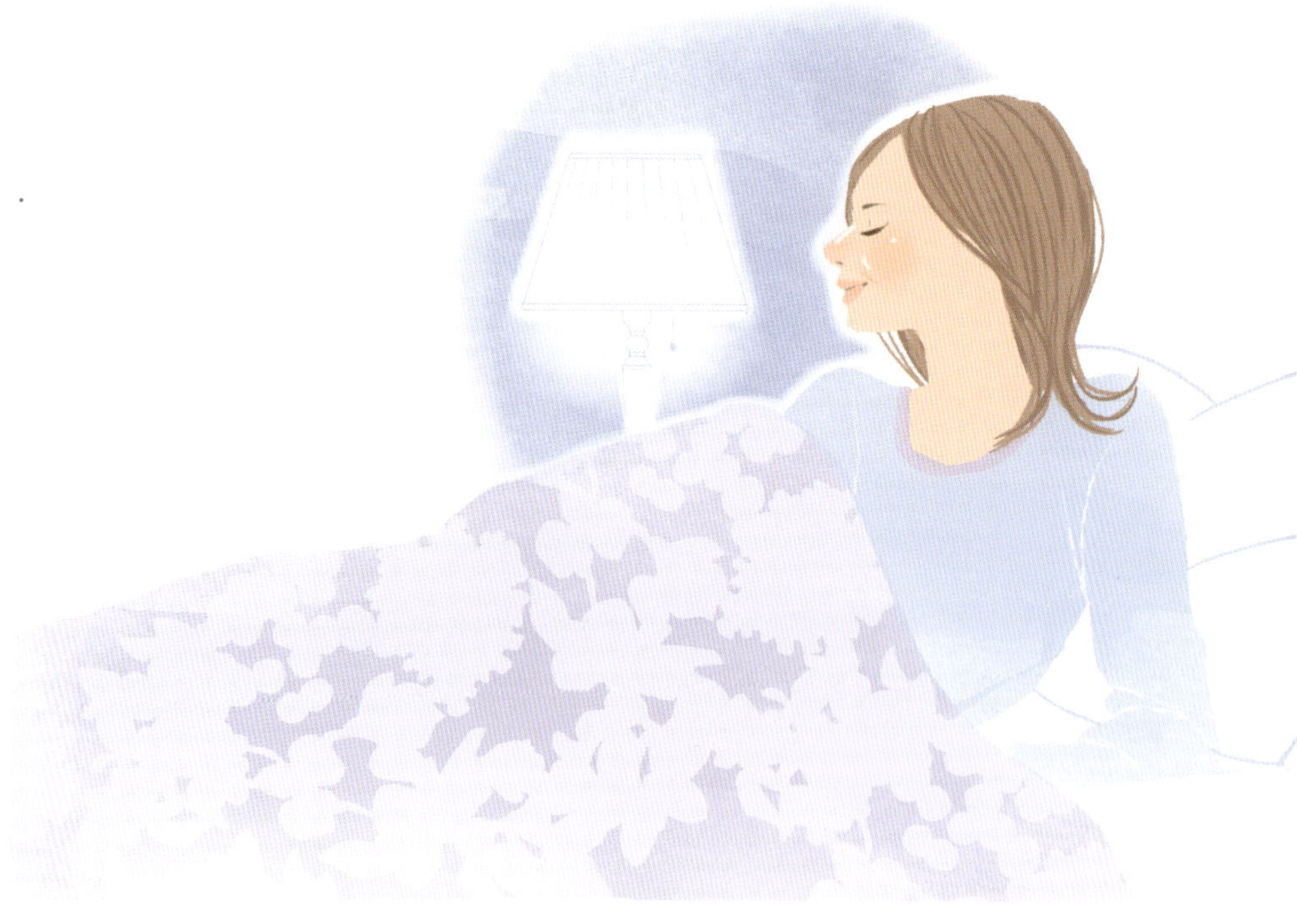

循環が悪化します。身体のむくみやこわばり、痛みが起きやすくなるのです。

たっぷり眠ることで、全身の代謝がよくなります。むくみが改善され、しなやかなボディラインを取り戻すことができます。


とはいえ、多忙な現代人にとって、十分な睡眠をとるのは難しいもの。

「加齢とともに、睡眠時間が減ってきた、長時間眠れなくなった」という方もいるかもしれません。

中には、比較的短い睡眠時間でも健康を保てる「ショートスリーパー」な方もいることでしょう。「ベストな睡眠時間」には個人差があり、一概には言えません。しかし、良い「食」と「デトックス」、そして「運動」を行うためにも、十分に睡眠をとることはとても大切です。

ご自身の体質、そしてライフスタイルも考慮しながら、眠りのクオリティを高める工夫をしてみてください。

眠りの質を高めるヒント

- ゆっくり入浴して、身体を温める
- ベッドや枕を、身体に合ったものに替える
- 身体を締めつけないゆったりしたものを着る（Tシャツ・短パンが、睡眠を妨げている例も）
- アロマオイルやスプレーなどを利用する
- 睡眠の質を高めるライト（照明器具）を導入する
- いびきや歯ぎしりが気になる人は、「睡眠外来」などがある専門医に相談しても

脳を活発に使う生活がアンチエイジングにつながる

物事を「考える」ことはとても大切です。考えることで脳が活性化され、若々しさを保つのに役立つからです。

「考える」といっても、難しい学問である必要はありません。

フットワークを軽くし、アクティブに行動すること。

新しいものに接し、感動すること。

こうした生活が、心身のアンチエイジングにつながっていくのです。

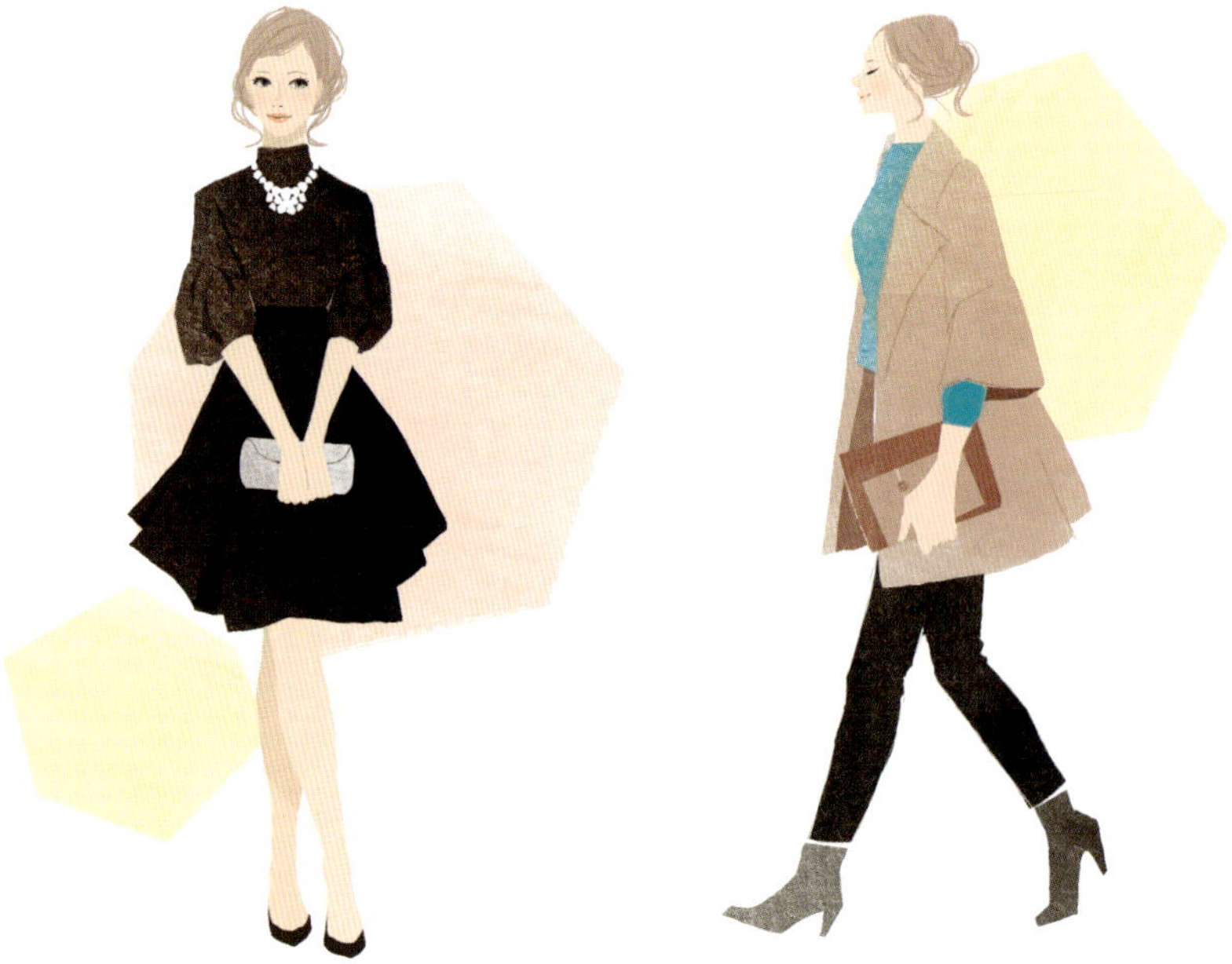

考える機会を増やすためのヒントを、いくつかご紹介します。あなたの生活に取り入れられるものが、必ずあるはずです。

・新聞や雑誌から気になるテーマを選び、感想を書き留める
・テレビ・ラジオなどで、語学講座を受講してみる
・いつもとは違うレストランに行く、いつもとは違うメニューを注文する
・囲碁や将棋、ボードゲームなどを楽しむ
・いつもは観ないジャンルの映画を観に行く
・博物館や美術館に足を運ぶ
・大学などが実施している「公開講座」「市民講座」に参加する
・新しい趣味や習い事を始める
・ダンスやスポーツなどのサークルに参加する
・知らなかったスポーツのルールを調べる、観戦する
・ボランティアに参加する
・歌詞や振付を予習して、コンサートに出かける
・新しい料理、知らなかったレシピに挑戦する

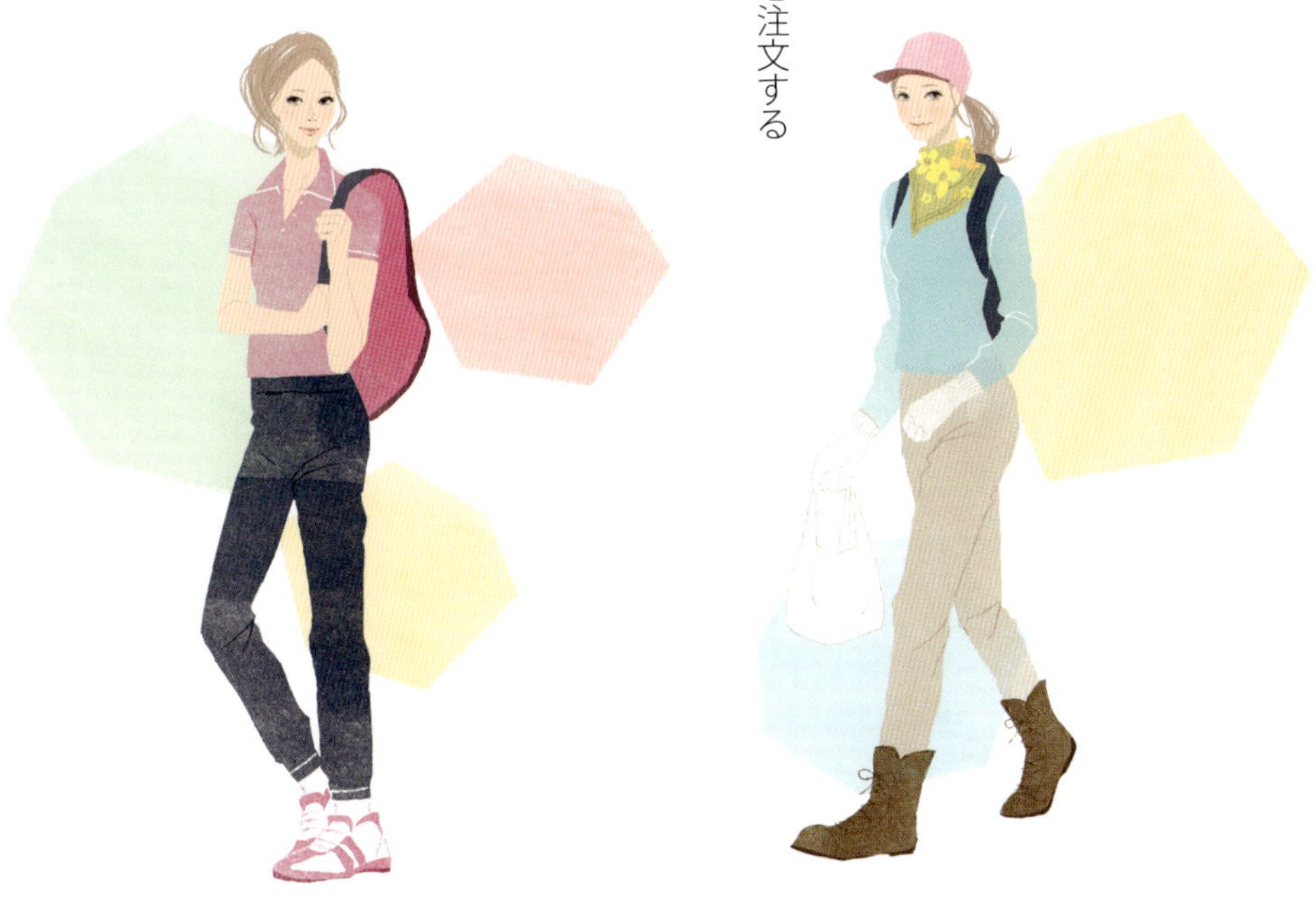

「便利」な生活を手放す勇気も

衣食住のすべてにわたり、便利な暮らしが浸透した現代社会。

身体を動かさなくてもほとんどのことができるようになってしまった結果、私たち現代人の筋力は低下する傾向にあります。

飢えに苦しめられていた時代の名残りで、人間の身体は脂肪を蓄積しやすくなっています。食べ物がじゅうぶんにある現代社会で、身体をほとんど動かすこともなく暮らしていたら、どうなるでしょうか。

そう、本気で綺麗ボディを目指すなら、時には「便利さ」を手放すことも必要なのです。

自動車での通勤・通学をやめて、電車やバス、徒歩、自転車に切り替えてみる。いつもの最寄り駅でなく、ひと駅、ふた駅手前で降りて歩く。

食材の宅配は便利ですが、時には信頼できるマーケットに出向いて良質な食材を購入し、自炊をする。

住まいが都市部か、地方か。通勤・通学をしているか、自営か。

外勤が主体の仕事か、それともデスクワークが主体の仕事か。

ライフスタイルによって、改善のポイントは異なるでしょう。

ご自身の生活を改めて振り返り、「自分にできることは何だろう」と考えることが、綺麗ボディへの第一歩になるのです。

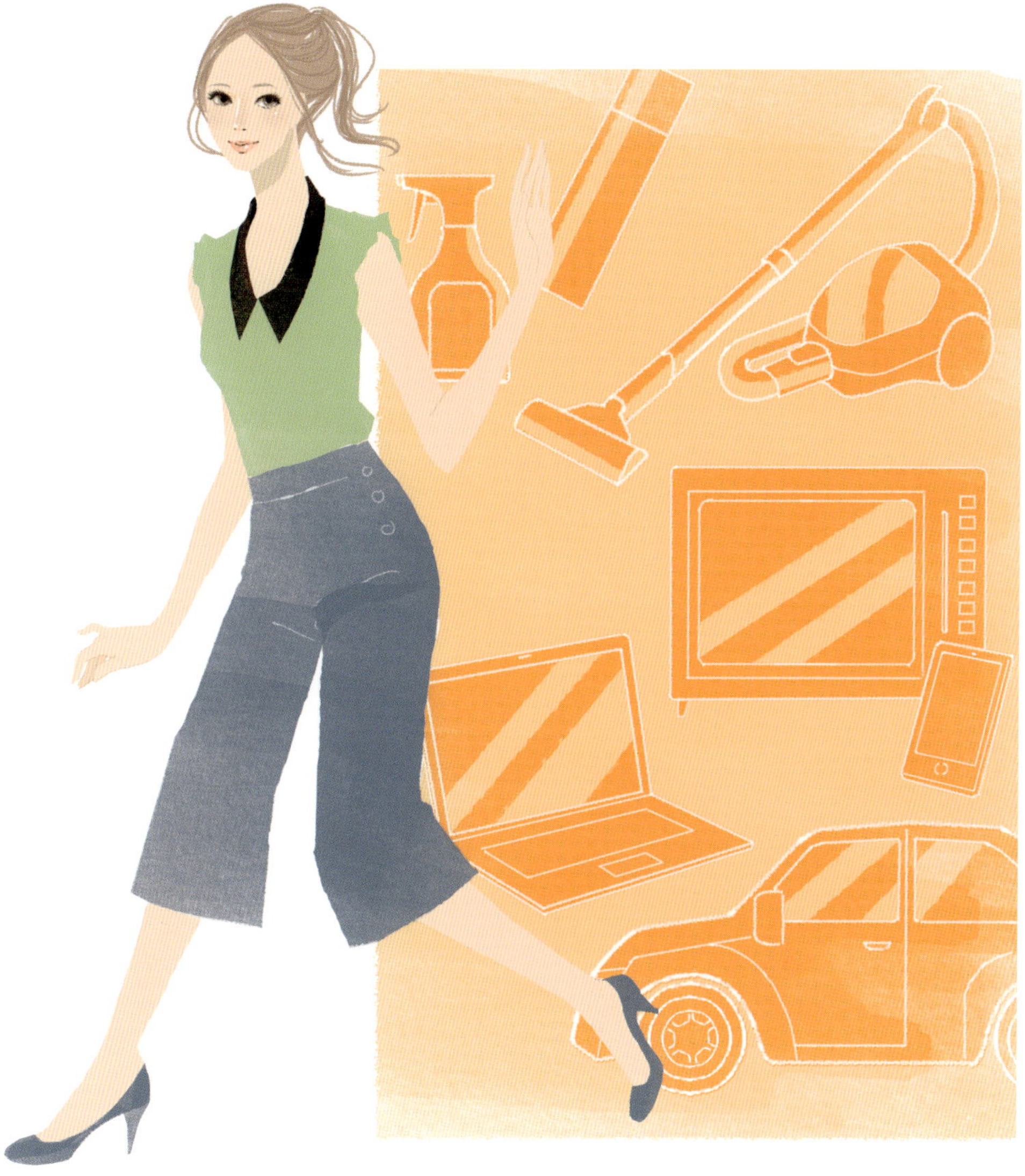

「続けること」が美しくあり続けること

さまざまな角度から、「生活の質を高める」アイディアについてお話ししてきました。

ご自身の生活を振り返りながら、「こんな方法があったのか」「自分ならこうしてみたい」など、アイディアが浮かんできた方もいるのではないでしょうか。

ダイエットやアンチエイジングは、命ある限り続けなければ意味がありません。

美しくあり続けるためには、「ここまでやればOK」というゴールはないのです。

「ゴールがない」ことは、つらいものです。

たとえ真剣にダイエットをしていても、手抜きをしたい、息抜きをしたい、そんな日もあるでしょう。

人間ですから、時にはそんな日もあっていい、と私は考えています。

大切なのは、「継続すること」です。

手抜きや息抜きをしたことでくよくよ悩むのではなく、次の日からは切り替えてまた前向きに、日々の暮らしに向き合っていけばいいのです。

しなやかに、柔軟に。それが、ダイエット&アンチエイジングに取り組むための秘訣です。

この章でご紹介したメソッドを、ぜひトータルで実践していただきたいと思います。日々、根気よく続けることで、あなたの身体は必ず美しく、生まれ変わるはずです。

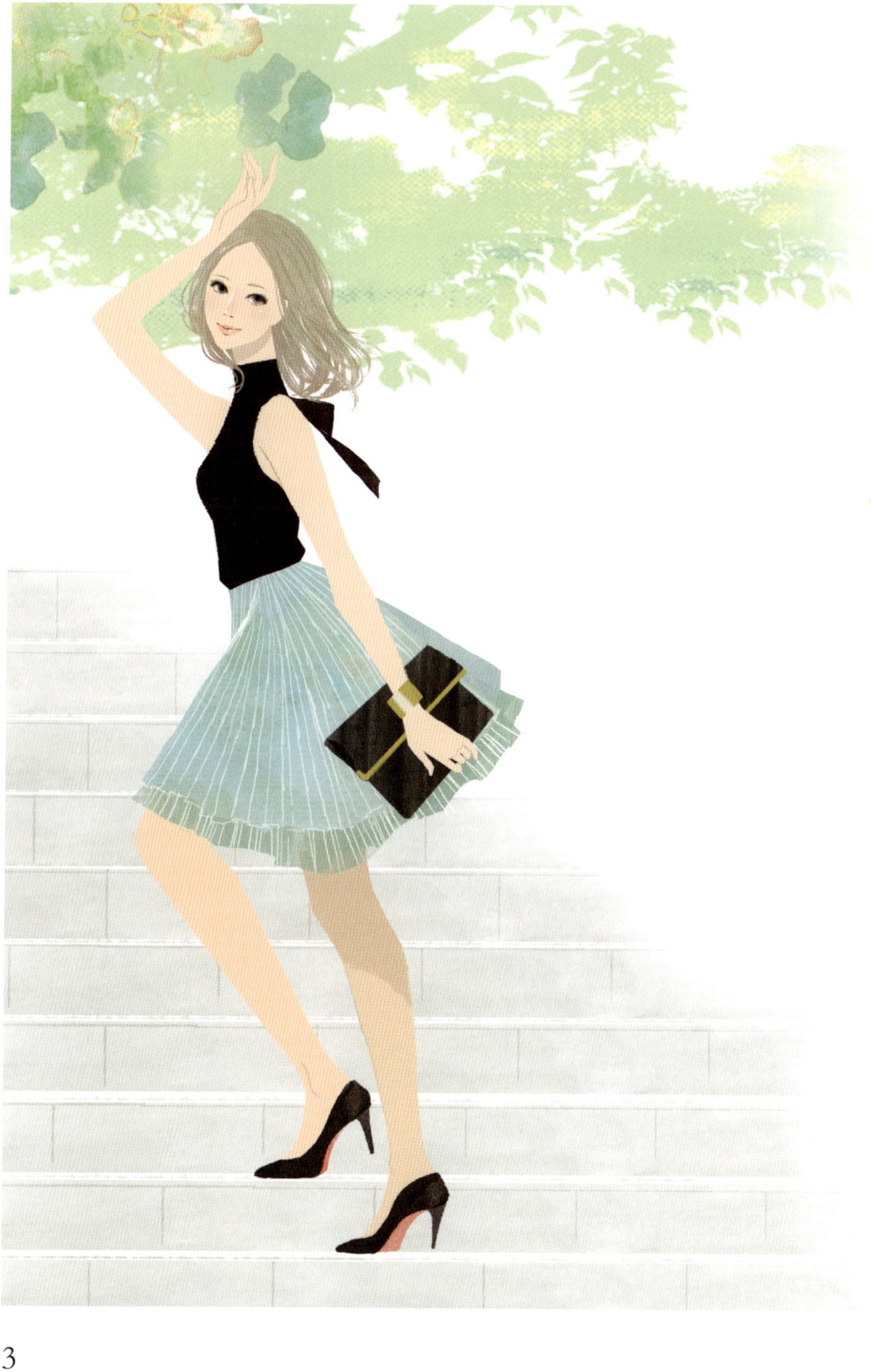

Dr.CUVOの
はみ出し
COLUMN

「取り分け文化」のメリットを活用しましょう

学会などで世界各国に出張することが多く、さまざまな文化や習慣に接します。美に携わる仕事をしている者として、やはり気になるのは「食」。たとえば中国には「医食同源」という考え方があります。バランスのとれた食生活をすることで病気を防いだり、たとえ病気にかかっても内側から治していこうというものです。

大皿に料理をサーブし、「取り分けて」食べるというやり方も、この「医食同源」の考え方にマッチしています。キノコや野菜、豆腐などをふんだんに使ったヘルシーな料理を、一人ひとりが「体調」「食欲」に合わせて加減しながら食べられるからです。さらに、食事とともにウーロン茶やプーアル茶といった脂肪分解を促進する飲み物をとるのも理にかなっています。

逆に、欧米流の「個別にサーブ」される料理は、ダイエットには不向きと言わざるを得ません。自分の目の前に料理をサーブされれば、「残さず食べなければ」という心理が働くからです。

「もったいない」精神も、ダイエットにはＮＧ。むやみに残すのは良くないことですが、「テイクアウトする」などの方法もあります。ダイエットのファーストステップは「口に入れるものに関心をもつこと」ですが、次のステップとして「どう食べるか」にも気を配ることをおすすめします。

第3章

銀座CUVOのトータルビューティ

銀座CUVOができること

美しさをつくりあげるもの

人の美しさとは何か、あらためて考えてみましょう。輝きを放つ目、微笑みの似合う口元、ハリがあってつややかな肌。それらがつくりだす、豊かでいきいきとした表情。健康的でしなやかに動くバランスのとれたボディ。さらには、心のありようからかもし出されるハツラツさや明るさ……。そういったものが統合されて、美しさをつくりあげているのではないでしょうか。美しさとは個別にあるものではなく、トータルなものです。

最先端の美容医学でサポート

銀座ＣＵＶＯの使命は、一人ひとりがその美しさを最大限に発揮できるようお手伝いすること。コンプレックスがあるのなら、その悩みのもとを改善し、自信を取りもどしていただく。また加齢により、ため込んでしまった身体のひずみや衰えは、無理のない形で取り除くことで、若々しさをよみがえらせていただくのです。

銀座ＣＵＶＯでは、身体にキズをつけず患者さんの負担も少ない最新の美容外科手術のオプションをたくさん用意しています。加えて、食事や睡眠などの見直しをはじめとする生活習慣改善のアドバイス、運動・トレーニングの提案、科学的な検査に基づくオーダーメイドのサプリメント処方など、トータルビューティのための最善の方法を、患者さん一人ひとりの個性に合わせて考えていきます。

わずかなコンプレックスの解消が、あるいはボディデザインの修正が、トータルな美しさを形づくるきっかけとなり、人生に向かう姿勢を大きく変えることがあります。

自分の美しさと個性を追求しながら、人生を常に前向きに進んでいきたいという人たちのために、銀座ＣＵＶＯは、最先端の美容医学のテクニックでサポートします。

銀座CUVOの
トータルビューティメニュー

フェイスケア

・頬たるみ治療
・サーマクール
・フェイスリスト
・鼻尖形成
・鼻炎治療
・etc

アイデザイン

・目の下のクマ
・目の下のたるみ
・目の上のたるみ
・二重まぶた
・目頭切開
・眼瞼下垂症
・目尻
・etc

スキンケア

・フラクセル
・ボトックス注入
・オーロラ（フォトRF）
・ヒアルロン酸注入
・プラセンタ注入
・マックスピーリング
・イオン導入
・にきび李陵
・シミ（日光性色素斑）
・ソバカス（雀卵斑）
・肝斑施術
・あざ（母斑）施術
・入墨、アートメイク除去
・ゆうぜい（疣贅）除去
・ホクロ除去
・イボ除去
・etc

ボディケア

・メソセラピー
・脂肪吸引法
・デトックス療法
・サプリメント処方
・脱毛
・豊胸手術
・ワキガ・多汗症
・いびき治療
・陥没乳頭の治療
・乳頭縮小の治療
・乳輪縮小の治療
・でべその治療
・婦人科
・男性泌尿器
・etc

魅せる目元をつくる

銀座CUVOの

アイデザイン

アイデザインとは

目の下のクマやたるみを改善して美しい目元に

目はその人の印象を決める大きなポイントです。

目といえば、従来の美容外科では二重など上まぶたの治療が多く行われてきましたが、私は早くから目元の部分に着目していました。目の下のクマやたるみは、老けた印象を際立たせ、顔立ちに大きな影響を与え、容貌のコンプレックスにつながるからです。

こうしたマイナスのイメージを与える症状を、目のまわり全体のバランスを考えながら、より自然に、魅力的に改善するために、銀座CUVOで行っているのが、「アイデザイン」というオリジナルの治療法です。

９０００症例の治療実績

従来の、皮膚を切開して目の下の脂肪を取り除くだけの〝脱脂〟ではありません。目の周囲の皮膚や筋肉はつながっていることを前提に、それを支える組織などを含めてクマやたるみの原因を探り、不具合を改変、魅力的な目元を実現させるのです。

身体への負担も少ない最新技術により、高い美容効果が得られるとともに、安全で安心、傷跡も残りません。

私が確立したアイデザインの治療法は、２００５年の開院以来、これまでに約９０００症例の治療実績があります（２０１６年９月現在）。

大事なのは目元の土台づくり

根本の原因を治す

高価なクリームを使っても目の下のクマが取れない、エステに通い続けても目の下のたるみが治らない。それは当然です。原因は皮膚の下に内在する脂肪と、脂肪に押し出されやすい皮膚の構造なのですから。クマやたるみを改善するためには、目の下の構造部を整えることが最も重要です。

クマやたるみは、家にたとえるなら、屋根や壁が傾いているようなもの。けれども、屋根や壁をいくら修理しようと、土台そのものが傾いていれば、屋根はまっすぐにはなりません。やるべきことは土台の傾きを修正すること。

単に目の下の脂肪を取り除くだけの〝脱脂〟治療は、見た目のみをよくするやり方にすぎません。表に見える部分だけを治療しても、問題の根本原因である土台の構造がそのままでは、やがてまた問題は起きます。

再ポジショニングで若々しく自然な目元を実現

アイデザインの治療では、目の下の脂肪を適切に調整し、たるんで下がった皮膚そのものが自然にリフトアップされるように、目の下の構造、つまり土台そのものを整えます。そうして最もバランスがいい状態に再ポジショニングする。その結果、クマやたるみが改善されるばかりでなく、若々しく、美しい目元が実現します。目のまわりの筋肉はぐるりとつながっているので、目の下の治療が目元全体によい効果をもたらすのです。

最先端のオリジナル治療法

皮膚そのものを美しく整える

目の下のクマやたるみを取るアイデザインの治療では、メスで切開するのではなく、目の裏（粘膜）側からレーザーを用い、頬の高さとのバランスを考慮しながら、まず余分な脂肪を適切に取り除きます。そして、目の下にある皮膚が理想の位置に自然に引き上げられるように軟部組織を調整します。

脂肪を取り除くのはあくまで一過程にすぎません。クマやたるみの原因を取り除いた上で、皮膚そのものを美しい状態に整えるのがアイデザインです。だから治療後の目元が自然で美しいのです。

当然ながら、手がける医師には、レベルの高い治療技術はもちろんのこと、女性の美しさや魅力を引き出す美的センスが求められます。

こうした施術法は、私が米国で習得した最先端技術を東洋人向けに応用、新たな治療法として確立させたものです。

痛みもなく、身体への負担も少なく

従来のメスによる切開法では、傷跡が残ったり、脂肪を過剰に除去してしまった場合、目元がいわゆる〝あっかんべーの状態〟になるなど、後遺症をともなうリスクがありました。また単に脂肪を除去するだけの〝脱脂治療〟を、中高年層以降の方々に行った場合、目の下にくぼみやデコボコが生じたり、シワが増える可能性も無視できませんでした。

アイデザインの治療法では、皮膚全体のバランスを考えながら行うので、目元全体が美しく改善されます。また、メスを使った治療とは異なり痛みはなく、傷跡も残りません。施術に要する時間も約30分。身体への負担も少なくてすみます。

そして、その効果は永続的ですから、治療は原則的に一生に一度でよく、若い方から年配の方まで安心して治療を受けられる治療法です。

安全、そして確実

アイデザインの治療法は、銀座CUVOオリジナルの高度な先進技術です。良好な成果を上げるだけでなく、患者さんの身体にも負担をかけません。従来の治療法では、メスによる皮膚の切開が、患者さんに「怖い」というイメージを与え、実際、治療をためらう方も多かったようです。

そうした中、メスによる皮膚切開を行わず、レーザーを使用するアイデザインでは、皮膚を切らないので、安全で、傷跡も残りません。患者さんの心理的負担も軽く、それまで悩みながら、治療に踏みきれなかった多くの方々に歓迎されています。

また治療に要する時間は、両方の目元で約30分ですみます。患者さんの身体への負担を考えても、施術時間は短いに越したことはありません。もちろん、よい結果をもたらす医師の適切な手技が確立されている、という前提あってのことです。

治療後はダウンタイム（社会復帰までの時間）がほとんどなく、すぐにいつもの生活に戻れることも、患者さんにとって嬉しいことです。

アイデザイン
患者さんにやさしい3つのポイント

1 Point

後遺症なし

皮膚切開をしないので、傷跡などの後遺症がありません。自然な結果が得られ、その効果は永続的です。

2 Point

ダウンタイムの短さ

治療後のダウンタイム（社会復帰までの時間）がほとんどなく、誰にも知られないまま、すぐに普通の生活に戻れます。

3 Point

アンチエイジング効果

目の下のクマやたるみが解消されるだけでなく、上まぶたのくぼみや目の開きも改善され、顔全体のアンチエイジング（若返り）効果が得られます。

目の下のクマやたるみをとる治療

治療したことがわからないほど自然で、目元の印象が格段にアップする銀座ＣＵＶＯのアイデザイン。
目の下のクマやたるみを治す治療を例にご紹介します。

目の下のクマやたるみを治す

クマやたるみは、目の下の皮下組織が構造的に下がった位置にあり、そのために影をつくることが主な原因です。もともと目の下の脂肪が多い、皮膚自体の色が濃いといったケース、それら幾つかの要因が重なってクマやたるみが目立つ場合もあります。若い人にも多く発生し、40、50代になると、それがたるみになります。

治療は、目の裏側からレーザーを照射して、クマやたるみの原因となる目の下の皮下組織の不具合を調整し、クマやたるみができない形に変えます。

治療

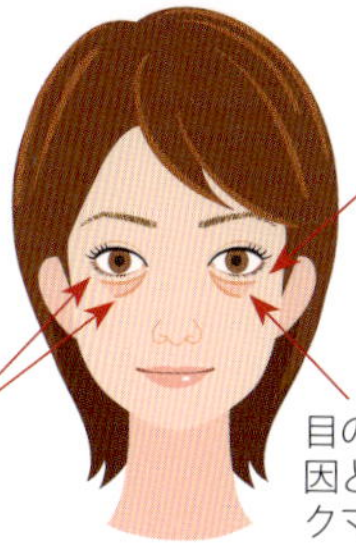

高周波のレーザーを使い、目の下の粘膜に小さな穴をあけて入っていきます。局所麻酔を使うので、痛みはありません。

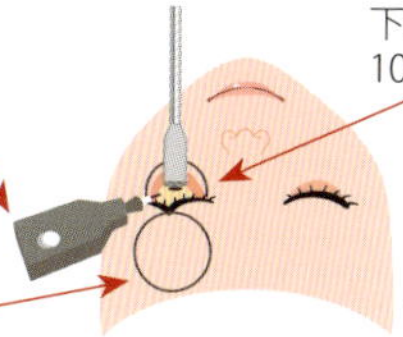

余分な脂肪を、目の下が平らになるように、ていねいに少しずつ取り除きます。

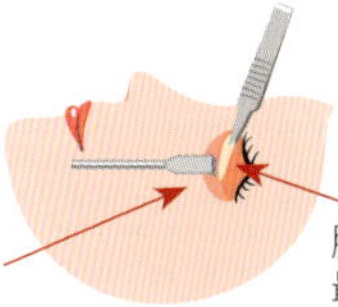

脂肪とくっついている皮膚の結合組織、目窩骨の間をはがし、皮膚を引き上げるようにもどします。これにより、皮下組織の下がった状態が修正され、クマ・たるみは解消します。

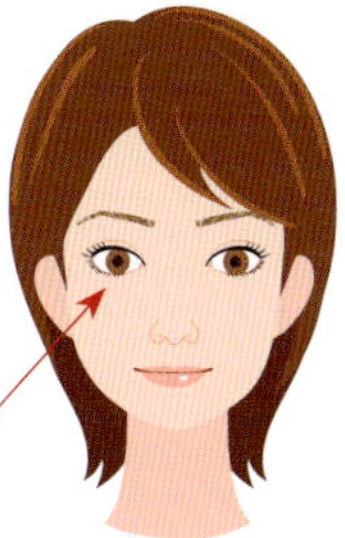

止血が終わったら施術は終了。粘膜は再生力がたいへん強いので、糸で縛ったりしなくても、そのままで自然治癒します。

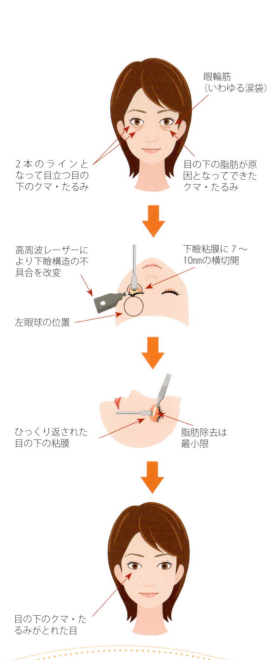

30代 女性　目の下のクマやたるみの症例

最近になって目の下のクマやたるみが気になってきたとのことで、治療を希望されました。

治療前

目の下にけっこう目立つクマやたるみが認められます。また眼輪筋、いわゆる"涙袋"と目の下にシワもありました。下まぶたの裏から行う下眼瞼形成術を行います。

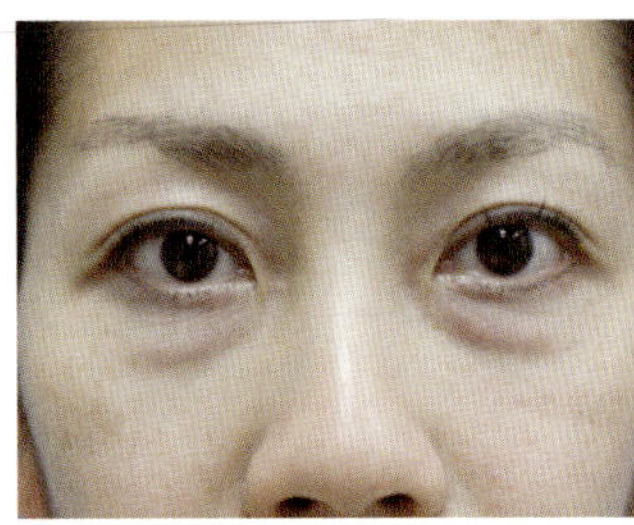

治療３ヵ月後

目の下のクマやたるみは解消されました。眼輪筋と目の下にあったシワも消えています。

個人差がありますが、治療には腫れがともないます。眼輪筋の腫れは治療３～４日後から目立ち始め、２週間程度で最大、４週間程度で解消されていきます。こうしたことも含め、最終的治療結果を得るまでには最低でも１ヵ月程度の期間が必要なことも知っておいてください。

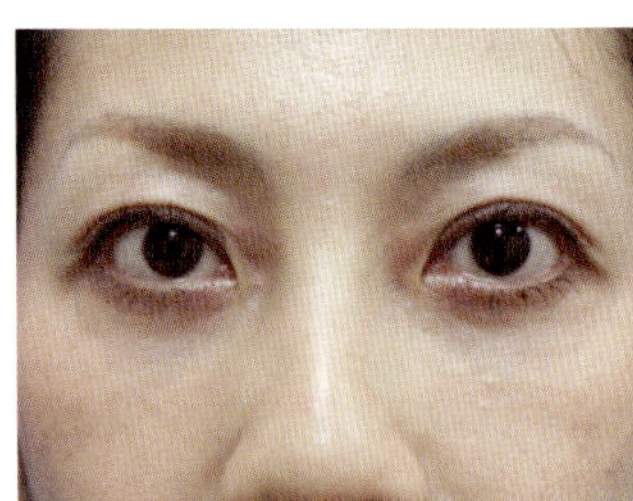

40代
女性

目の下のクマやたるみの症例

30代に入った頃から気になり始めていた目の下のクマやたるみが、40歳を過ぎてますます目立つようになり、スキンケアなどでも改善しないために、治療を受けることに。

治療前

目の下に中程度の過剰脂肪の蓄積がありました。脂肪量は左側が右側よりもやや多い。
下まぶた裏の結膜面から過剰な脂肪を除去し、形状を整える治療を行いました。

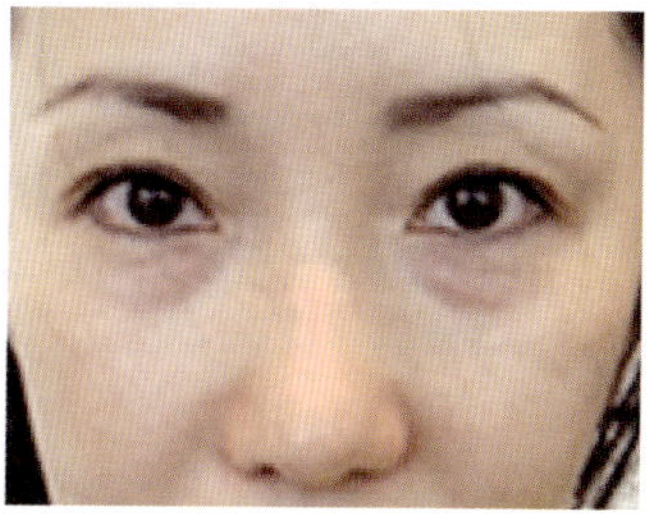

治療2週間後

目の下のクマやたるみは改善しました。この方のように、40代半ばの女性がアイデザイン治療を受けるケースがいちばん多いようです。この年代でも治療後の回復は良好ですが、できれば30代前半に治療を行うと、より治療後の回復が早いでしょう。

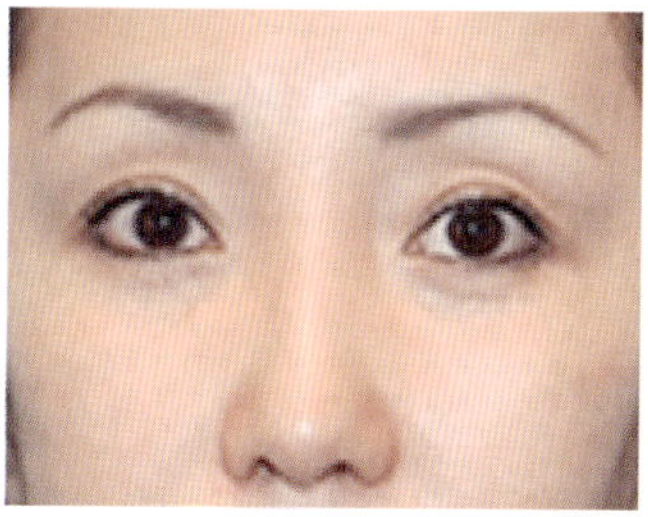

40代
女性

目の下のクマやたるみ 眼瞼下垂症の症例

目の下のクマ、たるみの治療目的で来院されましたが、眼瞼下垂の症状も見受けられました。

治療前

目の下に“八の字”のクマと、たるみが見られます。また、目の上にも加齢にともなう軽度の眼瞼下垂症状があらわれています。「できるだけ安全な方法で治したい」とのことで、メスを使わず、まぶたの裏の粘膜からレーザーで行う治療方法に安心されていました。

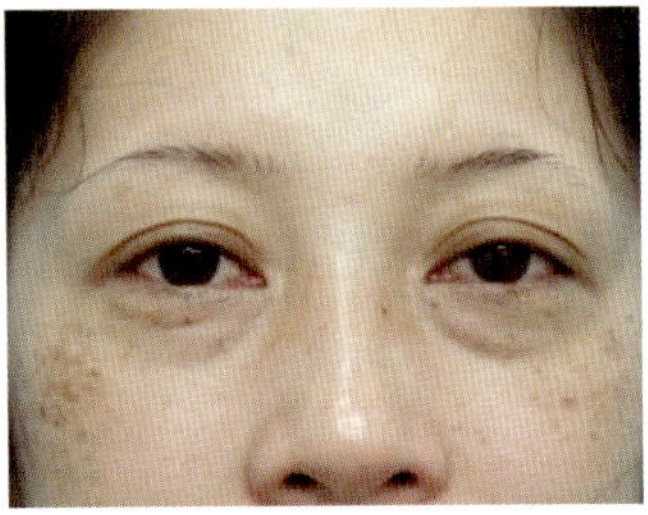

治療３ヵ月後

目の下の“ハの字”のクマやたるみは解消されました。治療前に認められた眼瞼下垂も改善し、目の開きがよくなりました。これまで眼瞼下垂は、上まぶたを持ち上げる筋肉の力が弱るというので、この筋肉を短縮する方法が用いられてきました。しかし、原因はそれだけではなく、目の下の構造上の問題にも起因することが、こうした治療結果によってもわかります。

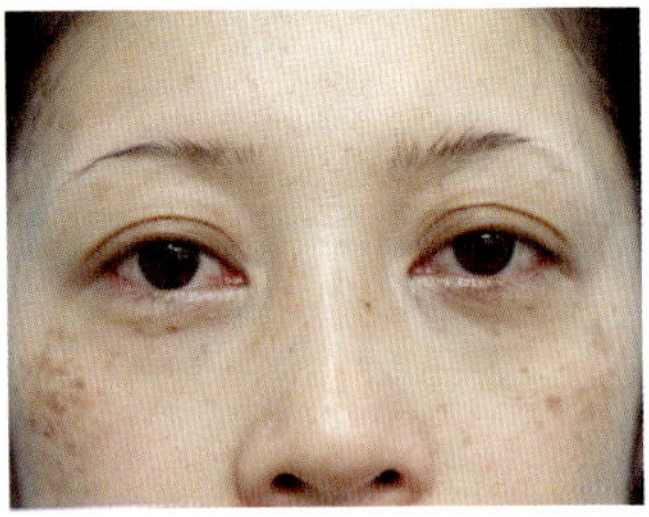

50代
女性

目の下のクマやたるみ 眼瞼下垂症の症例

上まぶたが重く、目の下のクマやたるみも気になるということで、治療を受けられました。

治療前

20年くらい前から目の開きが悪くなる、いわゆる眼瞼下垂症状があらわれ始め、同じ頃から、目の下のクマやたるみも目立つようになりました。30年以上、ハードコンタクトレンズの装用経験があります。眼瞼下垂症状の要因として、下まぶたの不具合が少なからず関与しているため、まず、クマやたるみを改善する治療により、目の下の構造を整えることで、眼瞼下垂が改善されることが予想されました。

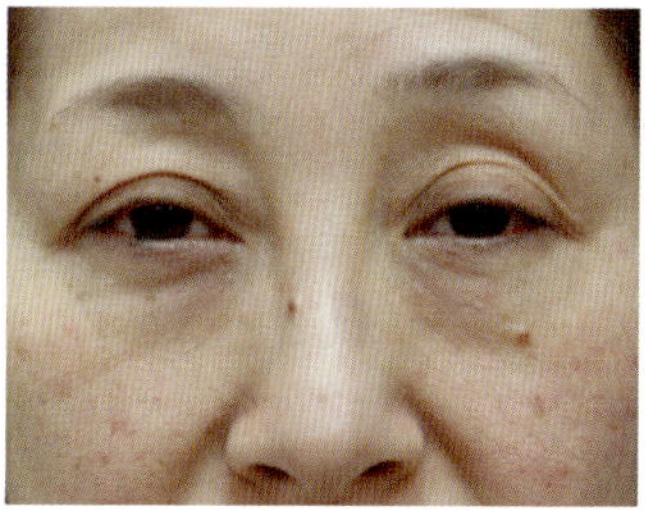

治療1ヵ月後

上のまぶたへの処置はまったく行っていませんが、目の下の構造を整えたことで、眼瞼下垂症状はかなり改善しました。治療後、2ヵ月、半年と時間が経過する中で、さらにスッキリとした目元に定着していきました。

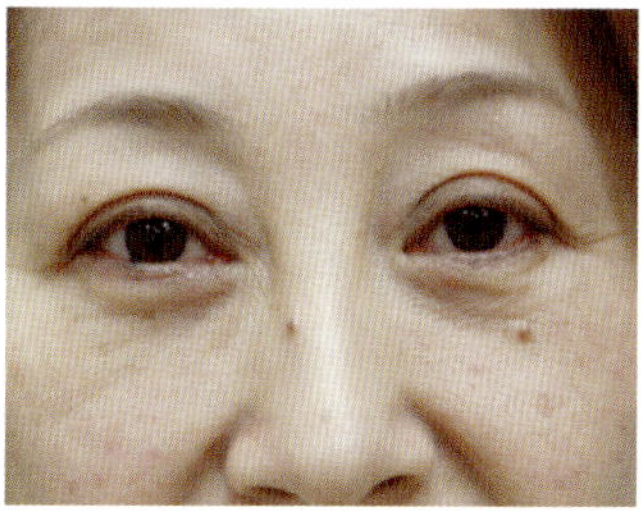

若々しい小顔を実現する

銀座CUVOの

頬たるみ治療

美容外科の治療とは

日々の努力にも限界が

老若を問わず、誰もが憧れる小顔。けれど、年齢を重ねるにつれ頬にたるみが生じ、そのことによりフェイスラインは崩れ、顔を大きく扁平に見せてしまいます。何より、「老けた」印象を与えるのが残念です。

顔のたるみは、体質や生活習慣による個人差もありますが、加齢とともに進み、30代後半から40代前半頃にかけてあらわれることが多いようです。いつまでも若々しくありたい女性にとって、これは何とかしたいもの。毎日のお手入れなど、日頃からの心がけは大事ですが、日々の努力には限界があるのも事実です。

フェイスリフトでは解決しない

自分ではなかなか治せない頰のたるみ、美容外科ではその治療も行っています。

ただ、これまでの頰のたるみの治療では、メスを使って皮膚を切開し、吊り上げるフェイスリフト手術や、糸で頰を引っ張り上げるケーブルリフトが一般的でした。皮膚がたるんでいるから引っ張る。下がっているから吊り上げる……。

しかし、それは一時的な処置でしかありません。なぜなら、頰のたるみの根本原因が改善されていないからです。皮膚を引っ張ったり吊り上げたりしても、時間が経てばやがてまた頰のたるみは生じてしまいます。

頰のたるみの原因は、皮膚の中の構造と脂肪の存在です。その根本原因からのアプローチがなければ、たるみのないフェイスラインは実現しません。表に見える部分だけを整えるのではなく、問題の根本原因を見極め、土台の構造そのものを修正する——。銀座CUVOの行っている治療法がこれで、考え方の基本は「アイデザイン」と同じです。

たるみの原因はバッカルファット

たるみは止められない

そもそも頬のたるみがなぜ起こるか、少し詳しく説明しましょう。主な原因は、頬にある脂肪の塊り――これを「バッカルファット」というのですが、その塊りの下垂（下がること）です。若い頃は、皮下の表情筋が弾力性をもち、しっかり脂肪を保持していますから、肌はプリプリと弾力性があります。

ところが、加齢とともにヒアルロン酸やコラーゲンからなる支持組織は弾力性を失い、ゆるみが生じてきます。その結果、若い頃には上のほうに位置していた頬の脂肪が、しだいに下のほうに落ちていき、それに引きずられるように皮膚ごと下がって頬のたるみとなるのです。

ヒアルロン酸注入にも限界が

たるみは、そのまま放置すると、鼻から口角にかけてのシワ、〝ほうれい線〟となります。また、頬がたるんでくると口角が下がって見え、いっそう年齢を感じさせる顔になります。さらに進んで頬が垂れ下がってくると、いわゆるブルドッグの顔のような様相になってしまうのです。

たるみの状態が軽いうちは、ヒアルロン酸などの注入によりシワを伸ばすことで、ある程度、改善させることはできます。けれども、それは一時的なケアにすぎません。たるみのもとは、顔の筋肉のあいだに挟まれた脂肪の塊りであるバッカルファット。年齢を重ねるにつれ、さらに顔面にある表情筋の弾力性が失われるために、重力に負けてバッカルファットはますます下垂し、たるみが加速されます。

バッカルファットを除去する銀座CUVOのたるみ治療

たるみの根本的な改善をはかる

根本原因を見極めれば、対処の方法も見えてきます。たるみの原因となるバッカルファットは、生まれつき、左右の頬にあります。皮膚を吊り下げるフェイスリフト手術や、糸で頬を引っ張り上げるケーブルリフトを行っても、バッカルファットが存在する限り、頬はまたその重みで下がってきます。つまり、バッカルファットを取り除くことが、たるみの根本的な改善をはかることになるのです。

顔の皮膚はつながっていますから、バッカルファットを取り除くことにより、頬組織への荷重が大幅に減り、顔全体が自然とリフトアップ。ほうれい線は目立たなくなり、下がっていた口角も上がって、口元も若々しさを取り戻すことができます。

切らないレーザー治療

銀座ＣＵＶＯの頬たるみ治療では、メスを使いません。身体に負担の少ない低侵襲レーザーで口の中、口腔粘膜から入り、頬脂肪に到達します。そして皮膜に包まれているバッカルファットを引き出し、レーザーで止血、焼灼しながら除去。粘膜面を閉じます。

治療所要時間は両頬で約1時間程度。治療1週間後の来院で、口腔粘膜閉創部の抜糸を行えば治療は終了です。

効果良好で安全なバッカルファット除去手術

口腔内から侵入

銀座ＣＵＶＯの頬たるみ治療では、皮膚切開をせず、低侵襲レーザーを用いて口の中から皮膚の裏側侵入する方法をとるので、傷跡は残りません。出血や腫れも最小限度に抑えることができます。傷が残らず、腫れも少なく、回復も早く、治療効果も良好。これまでの美容外科治療にとらわれることなく、「患者さんにとっていい治療とは何か」に基づいているのが銀座ＣＵＶＯオリジナルの頬たるみ治療なのです。

美しいフェイスラインをイメージして

口の粘膜から皮膚の中に侵入するのは、口腔外科、つまり歯医者さんのような手法です。口腔粘膜内はいろいろな神経が通り、筋肉のほかに唾液腺の導管があったりと、複雑な三次元的構造をしています。

また、美しいフェイスラインを実現するためには、ただ単に頬の脂肪を除去すればいいのではなく、均一に取りながら、顔全体のバランスも考えなくてはなりません。

そのための高度な技術や美的センスは、クリニック開院以来、実施している目の下のクマやたるみ治療（アイデザイン）を通じて培われた、豊富な経験や実績がベースになっています。

必要最低限の治療で美しさと輝きを手に入れる

次なる美へのステップに

私のクリニックには、最初は目の下のクマやたるみの治療で来院し、その後、頬のたるみ治療に来られる方が多くいらっしゃいます。目元のコンプレックスが解消されたことで、美しくなることにますます意欲的になった。銀座ＣＵＶＯのオリジナル治療に満足・納得されたことも大きいようです。

一度の治療で卒業

アイデザインもそうですが、頬のたるみ治療も、一度受けたら、それ以上は必要ありません。土台の構造そのものを修正することで、恒久的な効果が得られるので、治療は一生に一度でいいのです。

年代を問わず

若い女性で、小顔を目指してダイエットやトレーニングをしているのに、いっこうに顔のラインがすっきりしないという人がいます。体重を落としても、顔に過剰脂肪があれば、厚みをもったフェイスラインのままなのも仕方ありません。

こうした若い方にとっても、バッカルファットを除去する手術は良好な成果につながるでしょう。また、若い人の場合、今はたるみが生じていなくても、いずれ加齢とともにバッカルファットは下垂し、たるみとなることが予測されます。若いうちに除去しておけば、将来に備えての予防ともなります。

つまり、頰たるみ治療は、若い方からシルバー世代まで、幅広い層に適用なのです。

＊

自力だけでは改善が難しい目元やフェイスラインの美しさは、一度の治療で済む美容外科の力を借りる――。それは、自分を磨いて、さらに美しく輝かせるチャンスともなります。

症例

20代 女性

以前より、下ぶくれの顔が悩みでした。身体はやせ型で、顔だけやせることはできずに諦めていました。銀座CUVOクリニックで、効果的に顔やせできる、レーザーを用いた治療があることを知り、受診しました。

治療前

もともと可愛らしい顔立ちですが、下顔面の広がりが気になります。こういった輪郭は顔が大きく見えるので、本人もそれが気になっていたとのこと、また、バッカルファットの荷重で口角がやや下がっています。

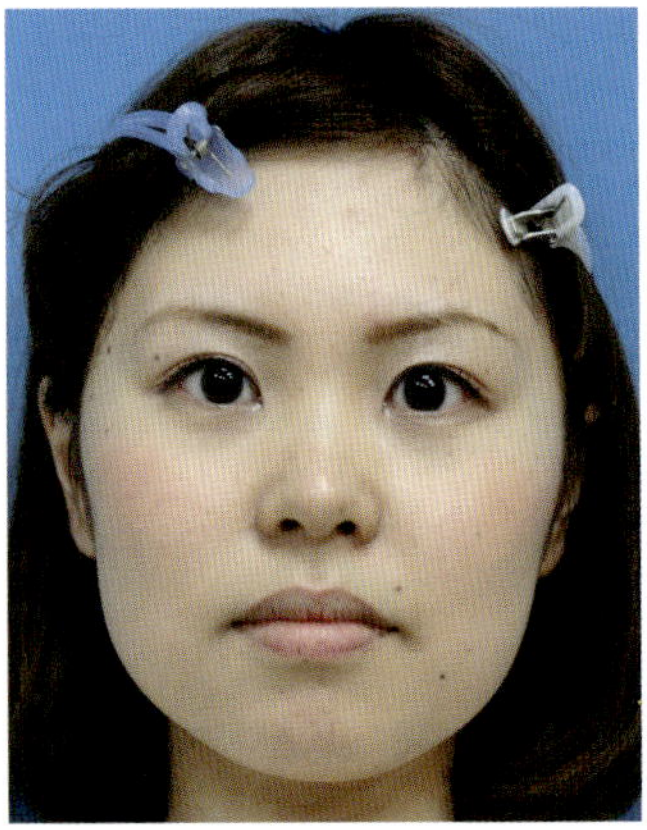

治療2ヵ月後

下顔面のふくらみがちいさくなり、小顔になりました。また、治療前に気になっていた口角の下がりも解消し、明るいポジティブな表情になっています。

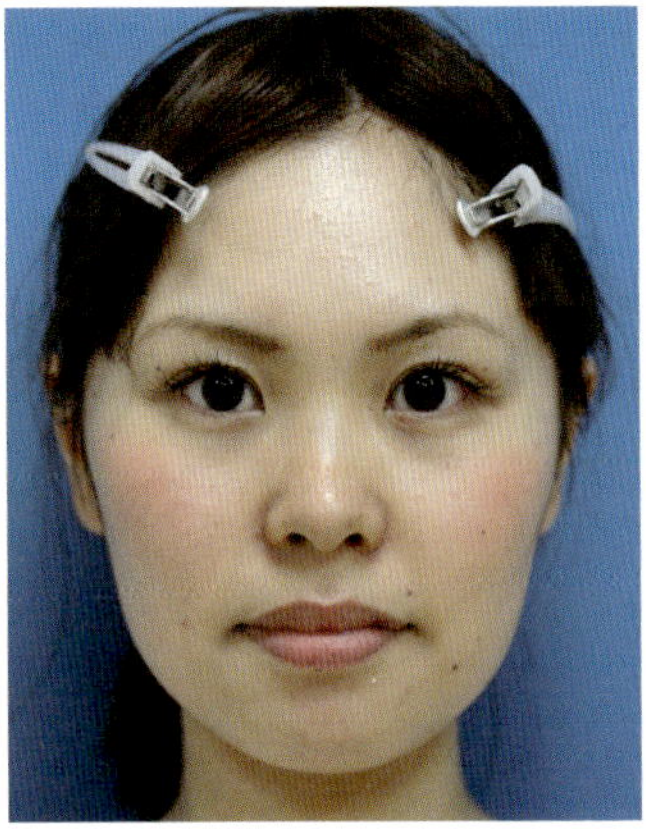

症例

50代 女性

身体はやせ型なのに、頬だけがふっくらしているのが悩み。40代頃からはたるみも出てきて……。エステやマッサージにも通いましたが、思うような効果が得られませんでした。

治療前

ほうれい線、口角の下垂、口元のしわが見受けられます。頬のたるみは、左右がややアンバランスで、右の頬のたるみが大きくなっています。

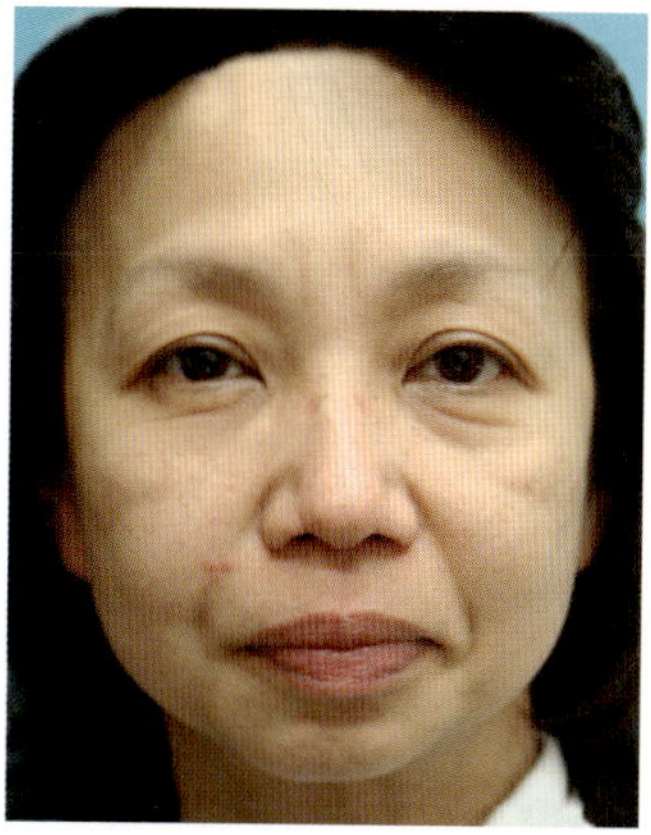

治療1年8ヵ月後

バッカルファットを除去したことにより、それまで気になっていた頬のたるみやほうれい線などが解消されたので、当初希望されていたフェイスリスト手術は行わずにすみました。

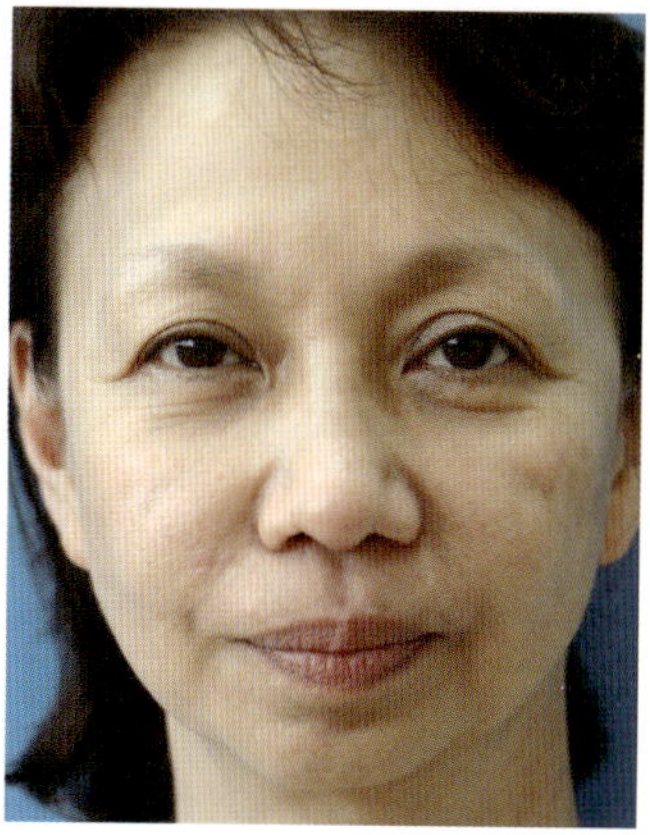

症例

50代
女性

40代の半ば頃から、頬のたるみが気になるように。エステや美容機器などを試しましたが効果がなく、悩みは強くなる一方。そんな時に、テレビ番組で銀座CUVOクリニックの治療を知り「これだ！」と思ったんです

治療前

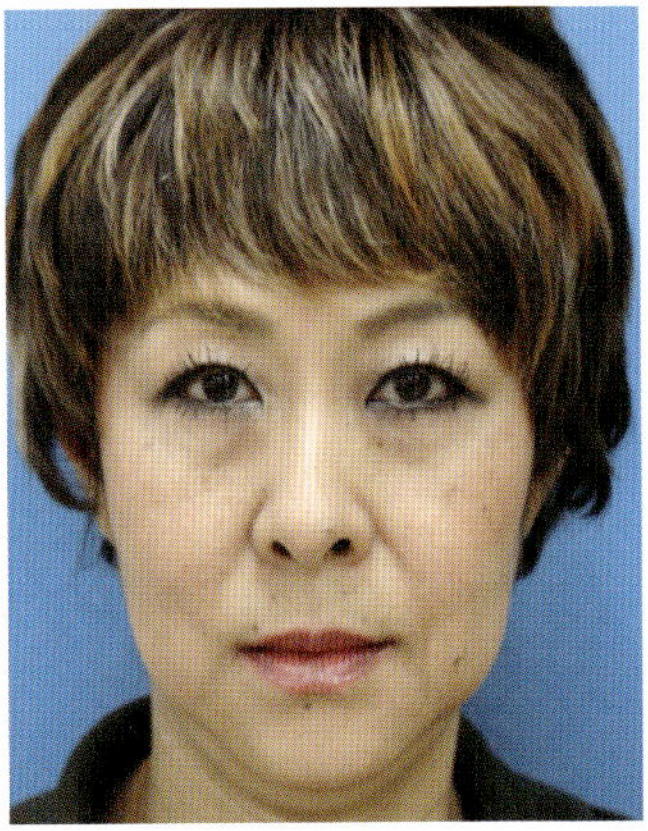

バッカルファットの下垂による、典型的な頬のたるみ症状が観察される患者さんです。ほうれい線や、口元のしわもやや気になる状態です。

治療１ヵ月後

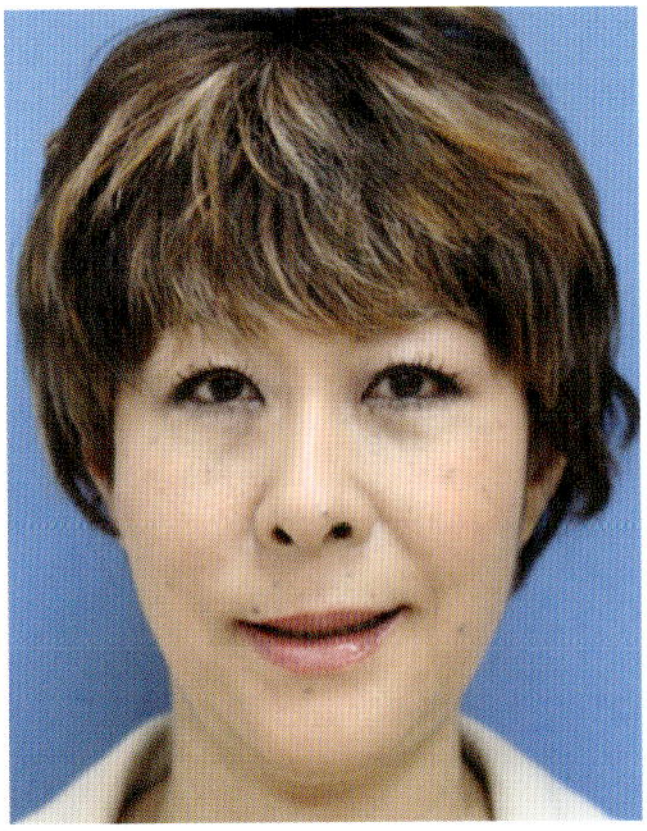

顔の下半分のラインが美しく整っています。口角の下垂も改善され、口元がすっきりしました。

症例

40代 女性

目の下のクマやたるみだけではなく、顔の下部分のたるみも気になって仕方がありませんでしたが、おかげさまで目元もすっきり、顔が引き締まって小顔になった実感があります。毎日鏡を見るのが楽しみです。

治療前

下瞼のクマ・たるみと、軽度の頬たるみ、口角の下がり、法令線・マリオネット線を認めます。

この下顔面症状は、加齢によるバッカルファット（頬脂肪塊）の下垂によるものです。

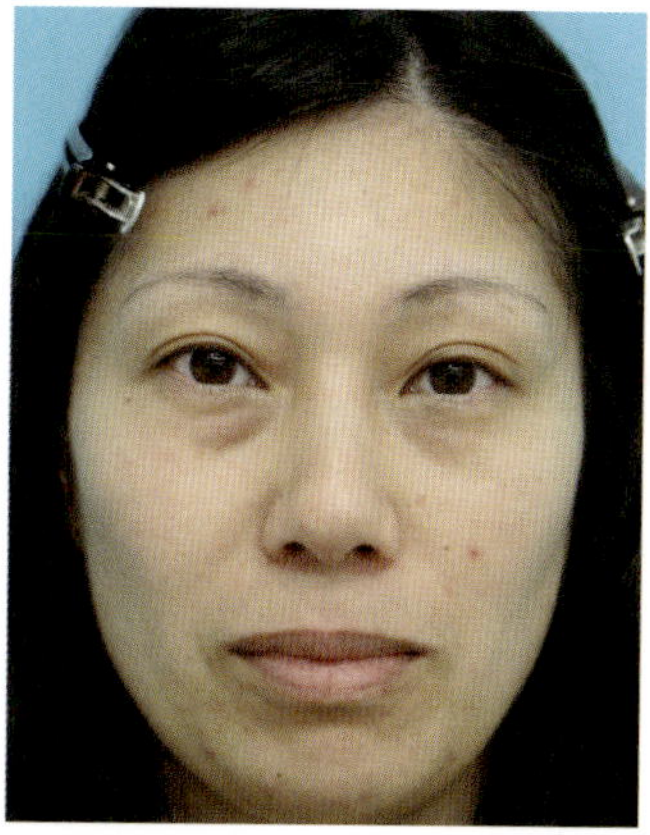

治療3ヵ月後

下瞼クマ・たるみが解消したのみならず、バッカルファットの適切な除去により、下顔面症状が大幅に減少したことがわかります。

この治療後に得られるもう一つのメリットは、治療前、縦方向にやや間延びした顔がバランスよく締まり、小顔になることです。

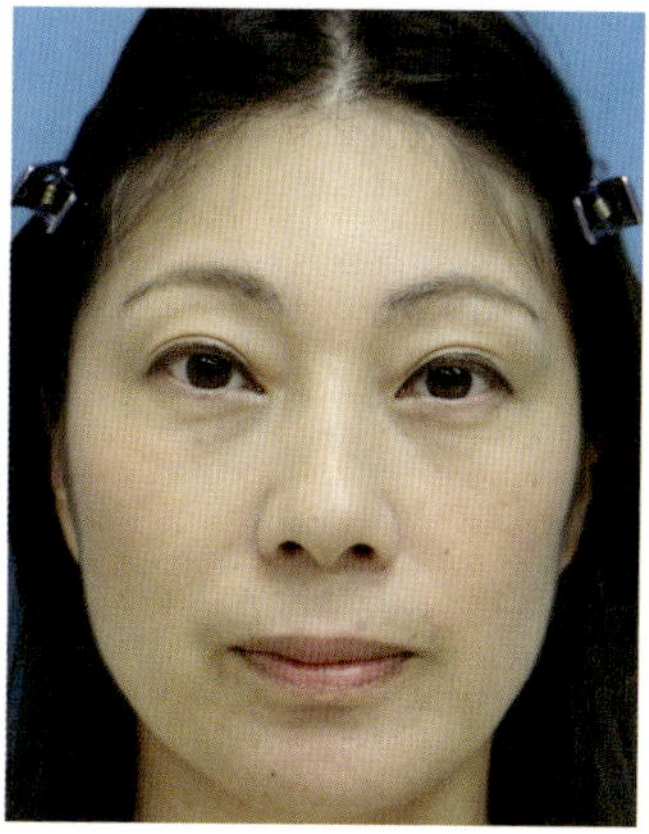

銀座CUVOの

ボディケア

メソセラピー

気になる脂肪をピンポイントで治療

「脂肪融解注射」または「脂肪溶解注射」とも呼ばれるメソセラピー。お顔や二の腕、ウエストなど気になる部位に薬剤を注入することで、ダイエット効果をもたらす治療法です。

もともと高脂血症の治療として用いられていた方法ですが、ダイエットにも有効であることがわかり注目を集めるようになりました。

その治療法ですが、皮膚や、その下にある皮下脂肪組織に、薬剤を注入するというシンプルなもの。薬剤の働きで、脂肪の分解や、皮膚の活性化などを促進します。

食事制限や運動ではなかなか難しい「部分やせ」を、ピンポイントで効率的に実現できる治療法と言えるでしょう。

治療概要

お顔や首、あご、二の腕、お腹など気になる部位に、薬剤を少量ずつ注入します。
（脂肪の量や部位によって、必要な注入の回数は異なります。）

薬液が脂肪細胞の膜に働きかけ、脂肪を溶解させます。また、周辺の部位の代謝を活性化し、脂肪細胞を小さくします。

手術ではないので、痕はすぐに消えてしまいます。また、傷口が残ることもありません。

注意したいこと

体質によっては、一時的な「皮膚の腫れ」などの副作用が出ることがあります。

こんな方におすすめです

「手術」的な治療法に抵抗がある方

銀座CUVOの
ボディケア
脂肪吸引法

気になる脂肪を吸引！部分やせに効果的

メソセラピーと同じく、「部分やせ」を実現する治療法として知られているのが「脂肪吸引法」です。お顔の各部位をはじめ、あご、二の腕、おなか、背中、お尻、ふくらはぎ、太ももなど、皮下脂肪がある部位、運動や食事療法ではなかなか落ちない部位の脂肪を、幅広く治療することができます。

治療法としては、専用の吸引器を使用して、余分な脂肪を吸引・除去します。手術を行う医師の手技（テクニック）によって効果に差が出やすいため、信頼できるクリニックを選ぶことをおすすめします。

治療概要

安全に治療を行うため、術前検査を行います。施術に向けての体調管理や、準備の内容など、カウンセリングで詳しくご説明します。

（麻酔が必要な治療になります。麻酔の方法についても、患者さんとご相談しながら決定します。）


できるだけ外部から目立たない部位から、吸引を行う箇所を選びます。

（太ももなら「ヒップラインのしわ」、お腹なら「へその内側」など。）


皮膚を切開し、脂肪を吸引するための管（カニューレ）を挿入します。

（患者さんの皮膚の保護のため、専用の「スキンプロテクター」を使用します。）


術後は、しばらくクリニックで休息していただきます。また、必要に応じて圧迫やマッサージ、運動を行います。

（経過観察のため、数回にわたり来院いただく必要があります。）

注意したいこと

「内臓が張っている」「筋肉が発達している」など、脂肪そのものが少ない場合は効果が出にくいことがあります。

また、高齢の方、高度に肥満している方の場合、皮膚に「たるみ」が出る可能性があります。

脂肪移植

ご自身から吸引した脂肪を、バストに注入する画期的な豊胸術があります。「ピュアグラフト豊胸術」と呼ばれる治療法で、吸引した脂肪から不純物を取り除き、さらに濃縮してバストに注入するというものです。「脂肪吸引法」と組み合わせての治療ができること、またご自身の脂肪を採取して使用するということで、患者さんにとっては安心感のある治療といえます。

銀座CUVOの

ボディケア

デトックス（解毒）療法

病気の原因につながる有害物質をデトックス！

大気汚染、食品やタバコ、嗜好品に含まれる添加物、消化しきれなかった老廃物……。私たちの体内には、有害ミネラル（金属）が蓄積されています。

これらの物質は、いったん体内に入ると、なかなか排出されることがありません。その上、放置しておけばさまざまな病気や健康障害につながる可能性があります。

マグロやカツオなどの大型魚に多いといわれる「水銀」、水道水が汚染源といわれる「鉛」など、私たちの身の回りには有害ミネラルを取り込む危険性がたくさんあります。

デトックス療法では、こうした有害ミネラルをスムーズに排出するための治療を実施します。

治療概要

体内のミネラルバランスを最も正確に反映するのが「毛髪」です。血液や尿の検査では判別しづらい、微量の有害ミネラルも測定することができます。治療を希望される患者さんには、まずは「毛髪ミネラル検査」を実施し、体内にどんな有害ミネラルがどれくらい蓄積されているかを把握します。

上記の検査により、治療が必要と判断された患者さんにのみ、有害ミネラルの排出を促す内服薬を処方します。やみくもに薬を飲んでも、身体に必要なミネラルまで排出してしまい、かえって害になることがあるからです。

３ヵ月後に、再び「毛髪ミネラル検査」を実施します。内服薬の服用によりどのような効果があったかを確認し、治療を続けるか終了するかを判定します。

こんな方におすすめです

- 喫煙習慣のある方
- インスタント食品、レトルト食品、冷凍食品などを日常的に摂取している（いた）方

銀座CUVOの

ボディケア

サプリメント処方

免疫力をアップしアンチエイジングを目指す

必須ミネラルの不足は、代謝や免疫力の低下をもたらします。便秘や不眠、冷え性、慢性疲労、疲れ目などさまざまな症状の原因になるほか、生活習慣病を引き起こす可能性もあるのです。

市販のサプリメントを利用して、不足した栄養素を補っている方も多いでしょう。しかし、いくら「身体によい」とされているサプリメントでも、やみくもに飲んでいるだけでは、適正な栄養素を補給できているかどうかは、わからないままです。

私のクリニックでは、まず患者さんに血液検査や毛髪ミネラル検査を行い、栄養素の過不足を客観的に判定。身体にとって本当に必要なサプリメントを、必要な分量だけ処方しています。

治療概要

血液検査によって、肝臓や腎臓、すい臓、胆のうなど新陳代謝をつかさどる臓器が十分に機能しているかをチェックします。
さらに毛髪ミネラル検査を実施し、体内にどのような有害ミネラルが蓄積されているかを判定します。

サプリメントの処方が必要と判断された場合、まずは3ヵ月間服用していただきます。処方されるサプリメントは、一般市場には流通していないもの。天然原料由来で、高濃度の栄養素が効率よく吸収されるよう、配合されています。
（検査の結果によっては、デトックス療法の必要がある場合もあります。）

3ヵ月後に、再び「毛髪ミネラル検査」を実施します。サプリメントの服用でどれくらい効果があったかを確認し、治療を続けるか終了するかを判定します。

こんな方におすすめです

- にきび、しみなどが気になる方
- ダイエット・体質改善に取り組みたい方
- 更年期障害に悩んでいる方

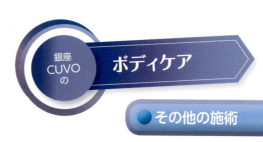

その他の施術

脱毛

医療機関でしか使用できない機器による「レーザー脱毛」を実施しています。メラニンに反応するレーザーを皮膚に照射し、メラニンを含む毛根にダメージを与えることで脱毛ができるというメカニズムです。

レーザー脱毛は、肌への負担が少なく、安全に脱毛できる方法として確立されています。自己処理によるカミソリ負けや色素沈着などもなくなり、毛穴が引き締まったキメの細かいお肌を取り戻せます。

豊胸手術

私のクリニックでは、豊胸の手術方法として次の3つをご用意しています。

・シリコンや生理食塩水のバッグを使用する方法
・ヒアルロン酸の一種である「SUB－Q」を注入する方法（プチ豊胸）
・ご自身から吸引した脂肪を、注入する方法

それぞれにメリットや注意点が異なりますので、カウンセリングで詳しくご説明し、患者さんに合った治療法をご案内しています。

ワキガ・多汗症

市販のデオドラント商品では、なかなか解消できない「ワキガ」。汗の管には「アポクリン腺」と「エックリン腺」の2つがありますが、このうちエックリン腺が多いと水分の蒸発により匂いが蒸散しやすく、症状が悪化します。

男女差はほとんどなく、思春期から中年期にかけて悩む方が多いのが特徴。更年期が近づくと自然に消えるケースが多いようです。

また、「ワキガに悩んでいるのですが……」と来院される患者さんの中には、調べてみると実は「多汗症だった」というケースが少なくありません。

症状により治療法も変わってきますので、カウンセリングの上で、適切な治療法をご案内しています。

陥没乳頭

ひと口に「陥没乳頭」といっても、中心部のみが陥没している軽いものから、乳頭を乳管束が引き込んでおり吸引しても突出しづらいケースまで、さまざまな症状があります。

乳頭両端を小さく切開し、皮下組織を内側に引き寄せて縫合することで、陥没を改善することができます。

このほか、「乳頭の縮小」「乳輪の縮小」などについても治療を行なっています。

銀座CUVOの

スキンケア

フラクセル

ダメージを受け続けたお肌がみずみずしく、生まれ変わる

「画期的な若返り療法」として、いま注目を集めているのが「フラクセル」です。気になる部位にレーザーを照射することで、加齢とともにダメージを受けたお肌を、生まれたての赤ちゃんのようなみずみずしい肌に入れ替えていくというものです。

治療は、3～4週間おきに、トータルで4～6回実施します。1回の治療あたり、治療したい部位に平均1500～2000発／平方センチメートルのレーザーが照射され、12～20パーセントの皮膚が再生されます。

数回の治療を終えた後には、ほとんどの肌が新しいものに入れ替わることが期待できます。

従来、「肌の入れ替え治療」として知られていたレーザーリサーフェシング（皮膚表面を蒸散させるもの）やケミカルピーリングなどに比べ、術後の感染症や副作用の心配が少なく、安心して受けられる治療法です。

●ヒアルロン酸注入

皮膚、骨などを構成するヒアルロン酸は、加齢とともに次第に減少するため、皮膚から水分や弾力が失われ、しわやたるみの原因となります。適切な量のヒアルロン酸を注入することで、うるおいのある身体を取り戻すことができます。

●ボトックス注入

表情じわに沿って、微量の「ボツリヌス毒素」（たんぱく質の一種）を注射し、筋肉の働きを弱めることでしわを除去する施術です。注射跡や、肌の赤みが残ることがありますが、どちらも数日以内に解消されます。

●プラセンタ注入

一般保険診療でも用いられているプラセンタ製剤を、気になる部位に注入します。細胞活性化成分が豊富に含まれるプラセンタ製剤の作用で、お肌の「はり」「つや」を回復させることをめざします。

●オーロラ（フォトRF）

従来の光エネルギー（APL）に、高周波エネルギー（RF）を組み合わせたスキンリニューアル治療です。肌に与えるダメージは最小限でありながら、「しみ」や「くすみ」の解消に高い効果を発揮します。

＜参考＞　目的別・積極的にとりたい食材リスト

野菜

大切なのは「食事の最初に野菜を食べる」こと。
消化がいい野菜を先にとることで、
栄養素が効率よく吸収されます。

代謝を促進したい

じゃがいも	ほうれん草
きゅうり	レタス
キャベツ	トマト
玉ねぎ	アスパラガス
なす	ピーマン・パプリカ
にら	れんこん
もやし	長いも
ごぼう	にんにく
さやいんげん	しょうが
さやえんどう	パセリ
大根	アボカド
長ねぎ	きのこ類
白菜	豆・ビーンズ類

腸内の活動を活性化したい

しめじ	にんじん
えのき	セロリ
しいたけ	オクラ
まいたけ	もやし
キャベツ	スプラウト類
白菜	レタス
さつまいも	玉ねぎ
じゃがいも	しょうが
長いも	アボカド
大根	豆・ビーンズ類
ごぼう	雑穀類

血行・血流を改善したい

玉ねぎ	さやえんどう
かぼちゃ	にら
ごぼう	長ねぎ
小松菜	さつまいも
ほうれん草	にんにく
ピーマン・パプリカ	しょうが
クレソン	アボカド
さやいんげん	ごま

消化・吸収を促進したい

ブロッコリー	セロリ
カリフラワー	きゅうり
キャベツ	長いも
玉ねぎ	オクラ
大根	パセリ
大葉（青じそ）	アボカド
アスパラガス	豆・ビーンズ類

美肌をつくりたい、アンチエイジング

かぼちゃ	アスパラガス
キャベツ	さやいんげん
小松菜	にんじん
ほうれん草	アボカド
ちんげんさい	ピーマン・パプリカ
大葉（青じそ）	れんこん
クレソン	長ねぎ
レタス	じゃがいも
トマト	さつまいも
なす	ごま
ブロッコリー	豆・ビーンズ類

フルーツ

デザートの感覚が強い果物ですが、野菜と同様に「食事の最初に食べる」のがおすすめ。食材の一つとして調理しても。

代謝を促進したい

オレンジ・みかん	ブルーベリー
りんご	パイナップル
いちご	メロン
キウイ	アボカド
バナナ	ドライフルーツ類
グレープフルーツ	ナッツ類

腸内の活動を活性化したい

みかん	レモン・ライム
りんご	柿
キウイ	ドライフルーツ類
グレープフルーツ	ナッツ類

血行・血流を改善したい

ナッツ類

美肌をつくりたい、アンチエイジング

キウイ	メロン
いちご	ぶどう
オレンジ	ブルーベリー
グレープフルーツ	アボカド
マンゴー	ナッツ類
すいか	

スパイス類

野菜やフルーツと組み合わせて摂取することで、効果をさらにアップ。お茶がわりに煮出して飲むのもおすすめです。

代謝を促進したい

コリアンダー（パクチー）	マスタード（からし）
タイム	こしょう
ローズマリー	サフラン
クローブ	山椒
ローリエ	とうがらし
ターメリック	

血行・血流を改善したい

バジル	わさび
シナモン	山椒
サフラン	とうがらし
こしょう	

吸収・消化を促進したい

コリアンダー（パクチー）	タイム
カルダモン	ディル
クローブ	マスタード（からし）
クミン	レモングラス
ペパーミント・スペアミント	山椒

筋力トレーニングの効果をいっそう高める食品

脂身が多い部位や、添加物の多い「加工肉」は避けること。産地や生産者を吟味し、有害ミネラルを含む可能性が少ない食材を選びましょう。

肉	ささみ	タンパク質が豊富で、脂肪はほとんどない優秀な食材
	豚肉	糖質の代謝をよくするビタミンB1が豊富
	レバー	代謝を高めるビタミンB6が豊富
	たまご	タンパク質や脂質をエネルギーに変えるビタミンB2が豊富

魚	まぐろ・かつお	代謝を高めるビタミンB6が豊富
	あじ・さば・さんま	筋肉の回復を助けるタンパク質やカルシウムが豊富
	うなぎ	タンパク質や脂質をエネルギーに変えるビタミンB2が豊富

大豆製品	大豆	タンパク質が筋肉の回復をサポート
	納豆	タンパク質や脂質をエネルギーに変えるビタミンB2が豊富
	その他	豆腐・高野豆腐・がんもどき・厚揚げ・豆乳・ゆば・テンペなどの大豆製品もおすすめ

おわりに

私は毎日、自宅からクリニックまでの5キロの道のりをロードバイクで通っています。もう5年になるでしょうか。春には風が心地よく、秋には街路樹の葉が日毎に色づくのを見て心はずませる……。そんなふうに、季節を肌で感じながらペダルを踏むことで有酸素運動ができるロードバイク通勤は、生活の一部になっています。

また、食べるものに気を配るようになってから、食材そのものの美味しさに目覚め、毎日の食事が楽しい。さらに、疲れにくくなって風邪もひかないなど、体調もとてもいいのです。

本書で具体的な方法を紹介していますが、「綺麗ボディ」は、日常の一つひとつの心がけの積み重ねの先にあるものです。食事の内容を把握し、トレーニングなど身体を動かすことを習慣として、暮らしの中に組み込んでみる。そうした日々の中で、自分の体型が少しずつシェイプされていくだけでなく、身体の内から健康になるのを実感するはずです。肌荒れや吹き出物の原因が解消され、つやつやの美肌も手に入れられます。そうした変化を発見するのも、また喜びです。

ちょっとした努力を、楽しみながら。これが美しくなるためのポイントでしょうか。そして自分の努力だけではどうしても改善できない目元のクマやたるみ、そして頬のたるみなどは、美容外科医療の力を借りる。それも、自分を輝かせるための一つのステップです。

美しくなるのに年齢制限はありません。思いたったときがスタートです。私もそのお手伝いをいたします。みなさんがより魅力的になるのは私の喜びであり、また自分自身への励みともなります。

輝く美しさを手に入れる
魅せる綺麗ボディのつくりかた

著　　者　久保隆之
発 行 者　池田雅行
発 行 所　株式会社ごま書房新社
〒101-0031
東京都千代田区東神田1-5-5
マルキビル7F
TEL 03-3865-8641
FAX 03-3865-8643
制　　作　株式会社フジックス
株式会社ラウンドアイ／中村かおり
イラスト　吉濱あさこ
印刷・製本　創栄図書印刷株式会社

ISBN978-4-341-13252-1　C0047